U0147494

随身听中医传世经典系列

总主编◎裴颢

证治汇补（上）

清·李用粹◎撰

中国健康传媒集团
中国医药科技出版社

图书在版编目（CIP）数据

证治汇补 /（清）李用粹撰 . — 北京 : 中国医药科技出版社, 2024.4
（随身听中医传世经典系列）
ISBN 978-7-5214-2964-0

Ⅰ . ①证… Ⅱ . ①李… Ⅲ . ①内科杂病—中医临床—中国—清代 Ⅳ . ① R25

中国版本图书馆 CIP 数据核字（2022）第 023271 号

策划编辑 白 极 **美术编辑** 陈君杞
责任编辑 郭紫薇 **版式设计** 也 在

出版 **中国健康传媒集团** | 中国医药科技出版社
地址 北京市海淀区文慧园北路甲 22 号
邮编 100082
电话 发行：010-62227427 邮购：010-62236938
网址 www.cmstp.com
规格 880 × 1230 mm $^1/_{64}$
印张 10 $^5/_8$
字数 340 千字
版次 2024 年 4 月第 1 版
印次 2024 年 4 月第 1 次印刷
印刷 北京金康利印刷有限公司
经销 全国各地新华书店
书号 ISBN 978-7-5214-2964-0
定价 **55.00 元**

获取新书信息、投稿、为图书纠错，请扫码联系我们。

内容提要

《证治汇补》为清代李用粹编撰。全书共8卷，每卷1门，分为提纲门、内因门、外体门、上窍门、胸膈门、腹胁门、腰膝门、下窍门等8类，每门罗列相应的若干病证。每病证之下按大意、内外因、外候、脉法、治法、用药、选方排列分别论述，其内容包括内科各种病证及部分五官疾患。该书作者撷采古人的论述及经验，去芜存菁，条分缕析，并补入自己的见解及经验体会。本书堪称博而不滥、广而有约、述而有作，可启迪后学。

《随身听中医传世经典系列》
编委会

出版者的话

中医学是中华文明的瑰宝，是中国优秀传统文化的重要组成部分，传承发展中医药事业是适应时代发展要求的历史使命。《关于促进中医药传承创新发展的意见》指出：要“挖掘和传承中医药宝库中的精华精髓”，当“加强典籍研究利用”。“自古医家出经典”，凡历代卓有成就的医家，均是熟读经典、勤求古训者，他们深入钻研经典医籍，精思敏悟，勤于临证，融会贯通，创立新说，再通过他们各自的著作流传下来，给后人以启迪和借鉴。因此，经典医籍是经过了千百年来的临床实践证明，所承载的知识至今仍然是中医维护健康、防治疾病的准则，也是学习和研究中医学的必由门径。

中医传承当溯本求源，古为今用，继承是基础，应熟谙经典，除学习如《黄帝内经》《伤寒杂病论》等经典著作外，对后世历代名著也要进行泛览，择其善者而从之，如金元四家及明清诸家著作等，可扩大知识面，为临床打好基础。

然而中医典籍浩如烟海，为了帮助读者更好地“读经典做临床”，切实提高中医临床水平，我社特整理出版了《随身听中医传世经典系列》，所选书目涵盖了历代医家推崇、尊为必读的经典著作，同时侧重遴选了切于临床实用的著作。为方便读者随身携带，可随时随地诵读学习，特将本套丛书设计为口袋本，行格舒朗，层次分明，同时配有同步原文诵读音频二维码，可随时扫码听音频。本套丛书可作为中医药院校学生、中医药临床工作者以及广大中医药爱好者的案头必备参考书。

本次整理，力求原文准确，每种古籍均遴选精善底本，加以严谨校勘，若底本与校本有文字存疑之处，择善而从。整理原则如下。

（1）全书采用简体横排，加用标点符号。底本中的繁体字、异体字径改为规范简体字，古字以今字律齐。凡古籍中所见“右药”“右件”“左药”等字样中，“右”均改为“上”，“左”均改为“下”。

（2）凡底本、校本中有明显的错字、讹字，经校勘无误后予以径改，不再出注。

（3）古籍中出现的中医专用名词术语规范为现代通用名。如“藏府”改为“脏腑”，“旋复花”改为“旋覆花”等。

（4）凡方药中涉及国家禁猎及保护动物（如虎骨、羚羊角等）之处，为保持古籍原貌，未予改动。但在临床应用时，应使用相关代用品。

希望本丛书的出版，能够为读者便于诵读医籍经典、切于临床实用提供强有力的支持，帮助读者学有所得、学有所成，真正起到“读经典，做临床，提疗效”的作用，为中医药的传承贡献力量。由于时间仓促，书中难免存在不足之处，亟盼广大读者提出宝贵意见，以便今后修订完善。

中国医药科技出版社

2022年3月

徐序

陶隐居曰：余宅身幽岭，迄将十载。虽每植德施工，多止一时之设。可以传芳远裔者，莫过于撰述。故隐居于修真之余，撰《药总诀》《肘后方》《本草》三书，唐·司马子微所称阐幽前秘，击蒙后学者也。自炎帝尝草，轩皇作经，降及后代，莫不有书。故世得其济，民无夭札。是则阐幽击蒙，端赖于撰述矣。苟无传书，虽善息脉如俞跗，善处方如桐君，亦惟自神其伎耳，将何以广其传，以共济群生哉！上海李惺庵先生，才敏识精，以其余学，傍究医术，息脉处方，有验精良。博采轩、岐以来诸书，条贯辨晰，标奇举要，集为一编，命之曰《证治汇补》。予读而嘉之，以为越人、淳于，虽神奇难遇，今可以探之枕笥而得矣。《扁鹊传》曰：人之所病，病疾多；而医之所病，病道少。病疾多者，言病其疾之证多也；病道少者，言病其治疗之道少也。拙工抵滞，不能旁通，是以病道少也。兹书别为八门，统以十事，叁伍错综，应变无穷，何患其道少乎。钟律至微也，昔人以辨证切脉比之；兵法至变也，昔人以制方用药比之。兹书十事之中，始于病因，终于方剂，临证施治，燎然于心目，又何患其微且变乎。甚矣！惺庵之施博而功大也。苏子瞻云：蜀有学医人费之谚。太仓公对诏问，曰：臣意心不精脉，时时失之，不能全也。太仓公，医之圣而至于神者也，心偶不精，犹或失之，况今之为医者乎？吾愿读是书者，用心必精，毋驰于名，毋骛于利，学之万全而后用之。不然，必费人矣，可不惧哉！

康熙辛未七月昆山弟徐秉义书

自序

夫书以载道，非博无由考其详；学以穷理，非约不能操其要。神明于博约之间，而精一之道坦然昭著矣。岐、俞之学。自皇古而递至兴朝，从庙堂而数夫草泽，千载群书，真足充栋。不患乎书不博，而患用书者骛博也；不患乎说不约，而患立说者拘约也。何则？索隐之材，驾前哲而攻已成之论；庸常之质，守一家而泥偶效之方。所以异学争鸣，同人互驳，求其贯通《素》《难》，出入缓、和者，几罕觏矣。予也谬叨家学，上参三坟之典，下考往哲之书，审其异同，穷其辨论，始知古人立说，适所以相济而非相悖也。如仲景治冬寒，而河间发明温暑；洁古理脾胃，而东垣发明内伤；子和攻痰饮，而丹溪发明阴虚。此六家者，古今称为医学之宗。迨夫冬寒之论，至王安道而中寒、伤寒始明；温暑之论，至巢元方而热病、中暑方晰；内伤之论，得罗谦甫而劳伤、食伤乃别。痰饮之中，分湿痰、燥痰，其说明于隐君；阴虚之中，分真阴、真阳，其论创自叔和。乃知古人立说，各有一长，取其所长，合为全璧，先圣后圣，其揆一也。然广征万卷，恐多歧亡羊；专执一说，是守株待兔。不若内遵经旨，外律诸家者为当耳。于是不揣孤陋，取古人书而汇集之，删其繁而存其要，补其缺而正其偏。每证列成一章，每章分为数节。其间首述《灵》《素》，示尊经也；下注书目，传道统也。冠以大意，提纲领也；赘以管见，补遗略也。稿凡三易，辑成数卷，颜其端曰《证治汇补》。盖欲以汇合古人之精意，而补古人之未备也。大概此集编次法，即为临证审治法。先以病因，详标本也；次以外候，察病状也；次条目，审经络也；次辨证，决疑似也；次脉象，凭折衷也；次治法，调虚实也；次劫法，垂奇方也；次用药，揺入门也；续以附证，博学问也；终以方剂，与绳墨也。每证之中，首尾编次，皆列为十事，如是而大纲毕备，条理井然。合其章句，前后相贯；

分其节目，次第成章。庶几流览诵读，无太繁太简之弊。俾贤智者，俯而就之；即不及者，亦跂而致之。是或继往开来之一助耳。但病机变化，诚难尽于纸上陈言；证治玄融，岂易罄夫心中妙理。予才末学，兹集少文，是知规矩不足尽匠氏之巧，彀率无以喻射者之智。彼临机应变，必俟神圣通心；举错合宜，方为化工在手，斯实望于世之君子。

时康熙丁卯孟冬上浣申江李用粹修之氏

题于杏花春雨书屋

凡 例

——杂证刻本甚多，然繁者连篇累牍，虽详于议论，而有汗漫之失；简者短歌叶韵，虽便于记诵，而多缺略之文。兹集汇合群书，采其至言，摘其要句，故节目多而不繁，法则备而不简，是幼学必读之书，亦壮行不磨之范。

——病机症状，变化多端，赖昔贤经历验过，各著简策，昭兹来学。故诸书之中，各有一得，而良法美意，存乎其中。此集录其紧要，断章取义，所以有摘一二句者，有留一二法者，其余文无当者，则删而不录。

——古今著书立说者，或垂心法，或载新论，或立奇方，是皆有功于来学，岂可没其声称？故每句、每段、每方之下，必注明出处，传述渊源，间有未备，而余僭增一二以发明之，其下则注“汇补”

二字。

——医书之有《灵》《素》，犹儒家之五经也。故每章必首述经文，间有经中论证、论法，支节分歧者，则亦编入因证条内。盖取其条目井井，一览了然，易于分辨也。

——每证章中，各题大意，病因病状，详列脉法治法。虽有种种段落，但取文理贯通，互相接续，俾读者明白显易，便于记诵。抑且启其文思，非好为割裂也。

——古来诸方，先辈或编为类方，或详为考论，虽有各刻，然究意尚未全备，盖方名繁杂也。兹集所选，但存至当至正者，故附方特少，盖欲就乎正之途以示后世耳。然熟玩诸法，则正中有奇，奇中有正，加减变化，存乎其人。善将将者，亦不嫌其少矣。

——用药之法，诸家书中，某证系某方，加减某药，然以一方而垂加减之法，则证候未备，莫若以一证而垂加减之法，则取舍必详。故兹集每章另立用药之规，载备用之品，是法丹溪之意以立言耳。

——病有七事：曰病因，曰见症，曰脉象，曰经络，曰治法，曰用方，曰选药。兹集务欲辨明证候，审量治法，故证治独详。

——脉法为投治之本，故每章列证以后，先载脉之顺逆吉凶，以为学者入门之法。至于脉之体状，另有专本刊行。

——伤寒传变，方法最严。另有特本，以俟续刻，此集不载。

目 录

上 册

卷之一

卷之二

卷之三

下 册

卷之四

卷之五

卷之六

卷之七

卷之八

卷之一

提纲门

中风章

大意

风者，百病之始也。又曰：百病之长也，善行而数变。《内经》 大法有四：曰偏枯，半身不遂也；曰风痱，四肢不举也；曰风癔，卒倒不语也；曰风痹，遍身疼痛也。岐伯 四证为风家纲领，故首列之。

内因

人之元气强壮，荣卫和平，腠理致密，外邪焉能为害？惟七情饮食，劳伤色欲，致真元耗散，荣卫空疏，邪乘虚入。用和 所以气虚之人，肝木不平而内风易作。《汇补》

外候

为卒中昏倒，为窜视㖞斜，为搐搦反张，为骨痛筋急。入经瘫痪，入络肤顽。《入门》 暴喑暴昧，语言謇涩，痰涎壅盛，皆中风之候也。《医鉴》 随其经络脏腑腧穴而调之，所谓虚之所在，邪必凑之。《汇补》

中脏

中脏者，内滞九窍，故昏沉不语，唇缓痰壅，耳聋鼻塞，目合不开，大小便闭。《机要》 乃邪滞三阴里分，为闭证。实者三生饮以疏上窍，三化汤以利下窍。虚人中脏，见脱证者，急宜大补参、附、芪、术之类。东垣

中腑

中腑者，外着四肢，故手足不随，拘急不仁，或中身前，或中身侧，痿不能动。有六经形证，头疼发热，恶风恶寒，面见五色，脉浮而弦。或痰涎壅盛，喘声不息，然目犹能视，口犹能言，大小便不闭，仍中腑也。《机要》 乃邪着三阳表分，宜发汗以泄其邪，小续命汤主之。东垣

中经

中经者，外无六经形证，内无便溺阻格，但半身不遂，语言謇涩。丹溪 若兼口眼歪斜，痰涎不利，乃邪着于血脉之中，宜养血舒筋，大秦艽汤主之。

按：中脏、中腑、中血脉，论病之浅深也。是以《发明》云：中血脉则歪口眼，中腑则肢节废，中脏则性命危。凡中腑之后，幸而得生，若不戒酒色，避风寒，病必复中，中必在脏，由浅入深，虽有仓、扁，亦难措手也。

卒倒不语

卒倒不语为风癔，即中脏证也。《汇补》 咽中噫噫，舌强难言，俗称急中风，乃其候耳。发汗，身软者生；汗不出，身硬唇干者死。视其鼻、人中左右上下，白者可治，一赤一黑，吐沫者死。《医贯》 以涤痰汤、八味顺气散主之。大汗出。六君子汤加黄芪主之。

半身不遂

半身不遂为偏枯，即中经证也。《汇补》 因虚邪偏客于身半，内居荣卫，荣卫衰，真气去，邪气独留，发为偏枯。《灵枢》 在左为瘫，在右为痪。瘫者，坦也，筋脉弛纵，坦然不收；痪者，涣也，气血涣散，筋骨不用。《医贯》 其在左者，属死血、少血；在右者，属痰壅气虚。丹溪 未尝必指于风而后能也，但兼风者，其身必痛；纯属虚者，其身不痛。《入门》 外症：言不变，志不乱，病在分腠之间。益其不足，损其有余，乃可复也。《灵枢》 以理断之，左半虽主血，非气以通之则不流；右半虽主气，非血以丽之则易散。气血左右，不可执泥其治。一偏之病者，法当从阴引阳，从阳引阴，从左引右，从右引左，溉其未枯，旁枝自茂。大概男子在右易治，在左难治；女人在左易治，在右难治。喻嘉言

四肢不举

四肢不举为风痱，即中经脉也。《汇补》 舌强不能言，足痿不能行。河间 轻者，志不乱，言微知，易治；甚则不能言者，难治。《灵枢》 分而言之，有湿痰内滞者，痰火流注者，有肾肝阴虚者，有命门火衰者，有血衰气虚者。《病机》

遍身疼痛

遍身疼痛，即风痹证也。《汇补》 外症：一臂不遂，时复转移一臂。《灵枢》 四肢肌肉不为我用，似偏枯而多痛者是也。三锡 因风寒湿气错合而成，寒胜则血凝而不流，故筋骨掣痛，为痛痹；湿胜则血濡而不和，故重着不行，为着痹；风胜则气纵而不收，故走注疼痛，为行痹；三气兼并，血滞而气不通，故周身疼痛，为周痹；久风入中，腠理不营，故肌肉不仁，为顽痹。腰项不能俯仰，手足不能屈伸。《医贯》 其邪在经隧而痛者，易治。若举动即痛者，是无血以养筋，名曰筋枯，不治。丹溪

口眼歪斜

手足阳明之脉，挟口环唇；手足太阳之脉，抵目两眦。《灵枢》 风邪入经，邪气反缓，正气反急，牵引口眼，歪斜或左或右。《大全》

口噤不开

手三阳之筋，结于颔颊；足阳明之筋，挟于唇口。风邪乘之则筋挛，故令牙关急而口噤。宜破棺散揩齿数遍，牙热自开。

失音不语

脾脉连舌本，心脉系舌本，肾脉循喉咙夹舌本。故心脾受风，则舌强难言；肾虚脉痿，则口喑不语。二者虚实各不同也。又有风中会厌者，痰塞喉中者，痰迷心窍者，口噤不开者。若风气入脏，见绝证而难言者，危。

筋脉瘛疭

瘛者，筋脉急而缩；疭者，筋脉缓而伸。或伸或缩，动摇不止。《纲目》 瘛属肝经风热血燥，或肝火妄动耗血。疭属肝经血气不足，或肝火汗多亡血，以致手足抽搐不已。立斋 所谓血枯木旺而生风也。

十指麻木

大经小络，贯串一身，谓之脉。脉布四肢，络联百节。脉者，血之隧道；筋者，血所荣养。脉皆起于手足指端，筋皆会于手足肢节。故血气衰耗，痰涎凝滞，而作麻木。宜神效黄芪汤，或补中、六君，俱加钩藤、竹沥、姜汁。《汇补》

预防中风

平人手指麻木，不时眩晕，乃中风先兆，须预防之。宜慎起居，节饮食，远房帏，调情志。更以十全大补汤加羌活常服，自愈。若古法，用天麻、豨莶、愈风等汤，开其玄府，漏其真液，适所以招风取中，预防云乎哉！《准绳》

辨真中风

凡中暑、中寒、中湿、痰厥、气厥、食厥、热厥、虚晕，皆卒倒不语。但风必有歪斜搐搦，或偏枯之证为异。《入门》 就诸类证之中，惟中气与中风尤相似。但中气，身冷、脉沉，无痰涎；中风，身温、脉浮，有痰涎也。《汇补》

辨闭脱证

凡卒仆暴厥，须分闭脱。牙关紧闭，两手握固，即是闭证，其病易治；如口开鼾睡，小便自遗，即是脱证，其病难治。《准绳》 闭者，邪气闭塞于外，元气犹然在内，但与开关利气，则邪自散，故治易；脱者，元气泄于外，邪气混于内，虽与峻补，而脏已伤残，故治难。诸证皆然，不独中风也。《汇补》

死候

心绝口开，肺绝鼾睡，脾绝手撒，肝绝眼闭，肾绝遗尿。肉脱筋痛，发直头摇，吐沫直视，面赤如妆，汗出如珠，吐血下血，皆为不治。《正传》 若见一二证，尚可救疗。如口开者，不过一时死。《汇补》

脉法

中风脉浮滑兼痰气，其或沉滑，勿以风治。大法：浮迟沉缓者，吉；洪大急疾者，凶。又脾脉独缓而无力者，亦难治。

总治

风证皆痰为患，宜化痰为先。初得之即当顺气，日久即当活血。丹溪 盖风本于热，热胜则风动，宜以静胜其燥，养血是也。《机要》 故治风先治血，血行风自灭。伊川 其虚者又当培脾滋肾，脾土旺而血自生，脾气运而痰自化；肾水足而热自除，肾气固而痰归经也。《汇补》

审汗下法

其病气实而中腑、中脏者，不可失其通塞，或一气之微汗，或一旬之通利。《心法》 但须少汗，亦须少下。多汗则虚其卫，多下则损其荣。《机要》

审探吐法

痰涎壅盛，不能言者，皆当用吐。一吐不已，则再吐。然亦有气血虚而不可吐者。《心法》若一旦尽去其痰，则手足骨节皆枯，反成痿废，慎之！仲景

禁服丹剂

古方有用丹剂者，为风入骨髓，不能遽出，故用龙、麝、牛、雄、珀、珠之类，辛香走窜，为斩关夺门之将。原为中脏之闭证设，若施于气虚脱绝之人，反掌杀人，如油入面，莫之能出。《发明》

利便宜戒

有阳虚自汗，津液外亡，因而小便短少者，若概用利药，使荣卫枯竭，无以制火，烦热愈甚。当俟热退汗止，小便自行。《发明》

通导宜慎

中脏之证，因风痰闭塞脏腑，每多幽道不通，诚宜开导。然有气衰血弱，不能润泽致燥者，又当养血。《汇补》

救卒中法

卒中昏倒，不知人事，牙关紧闭，涎潮壅塞，

急以大指掐人中，候醒，用通顶散吹鼻，即提起头发。有嚏可治，无嚏不治。如口噤不开，以白盐梅蘸僵蚕擦之。如风痰顽结，诸药不入者，稀涎散吐之。如风邪闭固，服药不入者，防芪汤熏之。脉虚自汗，并见前脱证者，参橘汤，或参芪膏，加竹沥、姜汁灌之，再灸丹田气海二三十壮，亦有得活者。《汇补》

用药总法

古法：中血脉，用大秦艽汤；中腑，用小续命汤；中脏，用三化汤。又闭证，用三生饮；脱证，用参附汤。大概顺气化痰为主，二陈汤加乌药、枳壳、竹沥、姜汁。有六经证，再为加减。如无汗拘急，加羌活、防风；有汗体痛，加芍药、桂枝；恶寒身热，加柴胡、黄芩；头痛目眘，加川芎、蔓荆；口眼歪斜，加全蝎、天麻；头眩烘热，加甘菊、细茶；风痰壅盛，加南星、贝母；恍惚谵语，加菖蒲、远志、茯神、枣仁；手足抽搐，亦加僵蚕、天麻；筋急，加木瓜；筋挛，加钩藤；在臂，加桂枝；在足，加牛膝。如风邪渐退，痰饮渐消，但半身不遂者，审是血虚，用二陈合四物汤；气虚，用二陈合四君子汤，俱加秦艽、续断、竹沥、姜汁。其四肢不举，属湿痰者，三一承气汤泻之；属虚弱者，十全大补汤补之。其大便不通，属痰实者，三化汤利之；属津涸者，四物麻仁汤润之。久而真气渐复，邪气未除者，更用羌活愈风汤、史国公及长春浸酒等方。若中之轻者，自醒能言能食，惟身体不遂，或手足挛蜷亸曳者，亦用前浸酒二方，常服自愈。以上诸法，以疏风化痰为君，以补养气血为佐，以报使舒筋为使，乃治真中风邪之剂也。若脾肾二经虚而中者，当滋化源。脾虚食少痰多者，六君子汤；中气倦怠而痰多者，补中益气汤，加茯苓、半夏；心脾气虚而难言者，归脾汤；肾阴不足而难言者，六味地黄汤；肾经喑痱者，地黄饮子；肝经血燥而拳蜷者，加味逍遥散。若病状虽减，而未能复元者，审其肝、脾、肾三家，何经气虚、血虚、阴虚、阳虚，以六味、七味、八味丸、归脾丸、还少丹、虎潜丸服之，再以四君、六君、八珍、十全大补、补中益气、归脾等汤，日服无间。纵有虚风，潜消默夺矣。

中风选方

通神散 治中风痰涎壅塞，用此吐之。

白僵蚕七枚，焙研为末，生姜汁调服，立吐风痰。少时再用七枚，依法再吐。仍用煨熟大黄，含津咽下。若口不开者，用僵蚕煎汁，以竹管灌入鼻中，男左女右。

稀涎散 治中风痰壅，用此吐痰。一方无江子。

江子仁六粒　猪牙皂三钱，切片　明矾一两

先将矾化开，入二味和匀，待矾枯为末，每用一字，吹鼻内，则涎流口开。若痰涎塞喉者，以五分，灯心汤调灌探吐。

破棺散 治中风咬牙，无门下药。五月五日午时合。

南星半钱　龙脑二分半

为末，频揩左右两傍大牙，令牙热自开，然后用药。

一法：用乌梅肉揉南星、细辛末，以中指蘸擦牙，自开。又用香油加麝香一二分灌之，或姜汁亦可。

开关散《宝鉴》 治中风痰盛。用此通关窍。

白僵蚕炒，去丝 枯白矾各等份

为末，每服三钱，生姜、蜜水调，灌下。

涤痰汤 治中风痰迷心窍，舌强不语，中脏证。

胆星姜制 半夏制，各二钱五分 枳实麸炒 茯苓各二钱 橘红钱半 菖蒲 人参各一钱 竹茹七分 甘草五分

加木香三分，生姜五片，水煎。

三化汤洁古 治中脏，风痰瘀塞脏腑，大便不通，人壮实者。

厚朴姜炒 枳实 大黄 羌活各等份

每服一两，水一升，煎半。终日服之，利下为度。

滋润汤 治中脏便燥，人虚血少，不任前下药者，用此润之。

当归二钱 杏仁钱半 桃仁 橘红 枳

壳 厚朴一钱 苏子一钱 牛膝钱半

水煎，调白蜜三匙，服。

三生饮《易简》 治中脏闭证，口噤喉塞，两手握固，卒然昏倒。

南星一两 川乌去皮 生附各五钱 木香二钱半

每用半两，姜十片，煎服。如遗尿手撒，口开鼾睡，为不治，用前药亦有得生者。夫三生饮乃行经络、治寒痰之圣药，有斩关夺旗之功，每服必用人参两许驾驱其邪，而补助正气，否则适足以取败耳。

防芪蒸汗法叔微 治卒中风邪，药不能入口者。

防风 黄芪等份

煮汤令沸，盆盛病患榻下，关闭门户，令药气熏蒸口鼻。盖以无形之气，透开有形之窍也。

小续命汤《千金》 治中风不省人事，半身不遂，口眼歪斜，手足战掉，言语謇涩，肢体顽麻，精神昏乱，头目眩重，痰涎壅盛，筋脉拘挛，及脚气缓弱。

麻黄去节　川芎　杏仁　甘草炙　人参　黄芩　芍药　防己各一两　桂枝一两　防风两半　附子炮，五钱

加生姜煎，热服取汗。如恍惚，加茯苓；如骨节疼痛，素有热，去附子，倍加芍药；烦燥，大便闭，去附子，倍芍药，加竹沥；大便利，素有寒，去黄芩，加白术、附子；骨节冷痛，加辣桂、附子；呕逆，腹胀，加人参、半夏；自汗，去麻黄，加芍药；大便结热，去附子，加枳壳、大黄；痰多，加南星，炮，切数片；风虚，加当归；渴，加栝楼根；身疼痛，加秦艽；喘急，加炒桑皮。

大秦艽汤洁古　治中经，邪在血脉中，口喑肢废，风邪散见，不拘一经者。

秦艽　石膏各二两　甘草　川芎　当归　芍药　羌活　独活　防风　黄芩　白术　白

芷　茯苓　生地　熟地各一两　细辛五钱

每服一两，水煎。

乌药顺气散　治男妇一切风气，攻注四肢，骨节疼痛，遍身顽痹，卒中瘫痪，言语謇涩。先服此药，以疏气道。

乌药　橘红　麻黄各二钱　川芎一钱　枳壳炒　白芷　桔梗　僵蚕炒，各一钱　干姜五分　甘草三分

加姜、枣。如一身俱麻，加人参、白术、当归、门冬；手足瘫痪，筋骨疼痛，加防风、羌活、天麻、当归、威灵仙、乳香、没药；腰痛，加杜仲、小茴香；手足拘挛，加木瓜、石斛；手足浮肿，加牛膝、五加皮、独活；湿气，加苍术、白术、槟榔；左瘫右痪，加当归、天麻。如二三年不能行，合和独活寄生汤；如妇人血风，加防风、荆芥、薄荷；口眼㖞斜，加防风、荆芥、姜炒黄连、羌活、竹沥、姜汁。

活络丹 治中经，口眼歪斜，半身不遂，及风痹手足挛蜷，筋脉不舒。因风寒湿气，流滞经络，故周身疼痛，或脚心、腰、腿一点作痛，邪气壅甚，诸轻剂不效者，用此。

南星炮 川乌 草乌 地龙各六两 乳香 没药另研，各三两

为末，酒糊丸，梧子大。每服二十丸，空心，酒下。

愚按：二乌虽走经络，然性太刚，不若用海风藤、灵仙等，为稳当也。神效活络丹出《心法》，可同看。

增补省风汤《和剂》 治口眼歪斜，痰涎壅塞，壮实人风邪盛者。

半夏 防风 全蝎 胆星 甘草 白附 川乌 木香

三一承气汤《宣明》 治膏粱之人，湿痰滞于脾经，四肢不举，属邪实证。

大黄 芒硝 厚朴 枳实各五钱 甘草一两

姜三片，煎后纳硝，煎二沸，服之，令微利。

愈风汤洁古　治中风后真气渐复，邪气未尽，用此以养正化邪。

羌活　甘草　防风　黄芪　蔓荆　川芎　骨皮　人参　知母　薄荷　甘菊　细辛　枳壳　大黄　白芷　枸杞　防己　当归　杜仲　秦艽　柴胡　半夏　厚朴　前胡各二两　茯苓　黄芩各三两　生地　苍术　石膏　芍药各四两　肉桂一两

每服一两，姜水煎。

按：此方从小续命汤变化而来，用药繁杂，学人不可执守。若病久正虚邪未去者，当随人见症，以前药加减。或一气之微汗，或一旬之通利，渐次见功，诚不可出其范围者也，是在用之得宜，姑录之以存其法。

正舌散《圣惠》　治中风，舌本强硬，语言不正。

蝎梢去毒，二钱半　茯苓　薄荷各一两

为末，每服一二钱，温酒调服，或擦牙颊间亦好。

转舌膏 治中风瘛疭，舌塞不语。

即凉膈散加石菖蒲、远志。为末，蜜丸如弹子大，朱砂为衣。每服一丸，薄荷汤化开，食后或临卧服。

史国公浸酒方 治四肢瘫痪，半身不遂，及风寒湿痹，麻木疼痛。

当归 虎骨酒浸，酥炙 羌活 鳖甲炙 萆薢 防风 秦艽 牛膝各二两 枸杞五两 松节 蚕沙各二两 茄根八两，蒸

绢袋盛药，入酒内，蒸好，窨，服。

长春浸酒方

白术炒，一两 白茯苓 人参 当归 虎胫骨 川椒 肉苁蓉 枸杞 砂仁各五钱 干姜二钱 陈皮 川芎 独活 麻黄各一两 五加皮五钱 牛膝三钱 厚朴 白芷 香

附各一两　乌药五钱　枳壳二钱　何首乌　川乌　草乌各五钱　生地　白芍　熟地　羌活　官桂　半夏　天门冬　麦门冬　苍术　破故纸　五味　茴香　防风　沉香　细辛　甘草各一两　酥油　红枣　蜂蜜　核桃仁各八两

上绢袋盛之，用烧酒一大坛，浸三日，放锅中重汤煮三个时，取出，掘坑埋一二日，出火毒。每日清晨服一二钟，饮酒将尽。渣晒干为末，烧酒打糊为丸，如梧子大，每服三十丸，空心，酒下。

秦艽升麻汤《宝鉴》　治风寒客冒，口眼歪斜，恶见风寒，四肢拘急，脉浮而紧。

升麻　干葛　甘草炙　人参各半两　秦艽　白芷　防风　桂枝各三钱　芍药半两

水煎，加葱白三茎。

归脾汤《济生》　治心脾两虚，不能调气摄血，健忘盗汗，不寐惊悸，食少体倦，心脾作痛。

人参　白术　茯神　枣仁炒，各二钱半　远志

一钱　当归一钱　木香　甘草炙，各五分　黄芪　桂圆各二钱半　生姜五片

水煎。薛立斋加丹皮、山栀各一钱，名加味归脾汤。

加味逍遥散立斋　治肝脾两虚，血少火旺。

当归　白芍酒炒　茯苓　白术炒，各一钱　柴胡五分　丹皮　甘草炙　山栀炒，各八分

水煎服。

人参养荣汤《和剂》　治脾肺气虚，发热恶寒，面黄肌瘦，倦怠少食，作泄泻者。

人参一两　白芍钱半　陈皮　黄芪蜜炙　桂心　当归　白术　炙草各一钱　熟地　茯苓　五味各七分半　远志五分

姜、枣煎。

六味地黄丸仲景　治肾水不足，发热伤渴，咳嗽痰喘，溺淋癃闭，燥结，头眩，耳聋，齿痛舌痛，腰膝痿软，足跟作痛，自汗盗汗，

失血烦躁。

熟地八两　萸肉　山药各四两　丹皮　泽泻　茯苓各三两

蜜丸。加门冬、五味，名凉八味丸，能保肺滋肾。

七味地黄丸　治肾水不足，虚火上炎，发热作渴，口舌生疮，或牙龈溃烂，喉咽作痛，或形体憔悴，寝汗发热。

即六味地黄丸加肉桂。

八味丸仲景　治命门火衰，不能生土，以致脾胃虚衰，饮食少思，大便不通，脐腹疼痛，夜多漩溺。或阴极格阳，内真寒而外假热。

即七味地黄丸加附子一两。

还少丹杨氏　治脾肾虚寒，饮食少思，发热盗汗，遗精白浊，真气衰损，肌体瘦弱。

怀熟地　甘枸杞各二两　苁蓉酒净　远志　茴香　巴戟酒浸，去心　山药各一两五钱

菖蒲　山萸　牛膝酒浸　杜仲姜汁、酒炒　楮实　五味子　茯苓各一两

为末，枣肉和蜜为丸，温酒或盐汤下。

虎潜丸丹溪　治肾阴不足，筋骨痿软，不能步履。

黄柏四两　知母　熟地各二两　虎骨酥炙　锁阳　当归各一两　陈皮七钱半　白芍一两半　牛膝三两半　龟甲四两

为末，煮羯羊肉丸，盐汤下。冬月加干姜半两。

天王补心丹　治心血不足，神志不宁，津液枯竭，健忘怔忡，大便不利，口舌生疮。

人参　茯苓　玄参　丹参　远志　桔梗各五钱　五味　当归　麦门冬　天门冬　枣仁　柏子仁各一两　生地四两

为末，炼蜜丸，朱砂为衣。一方：加黄连二两，酒洗。

四物汤　治血虚，风中血脉，及偏枯在左者。

熟地　当归　白芍　川芎

挟瘀血，加桃仁、红花、竹沥、姜汁。

煎服。

参附汤　治中脏脱证，手撒气喘，遗尿不禁。方见泄泻

二陈汤　治中风痰盛，顺气化痰，此方生之，随证加减。方见痰证

四君子汤　治气虚卒中自汗，及偏枯在右者。

人参　白术　茯苓　甘草

六君子汤

即四君子汤加半夏、陈皮。

虚甚者，加黄芪、钩藤；痰多，加竹沥、姜汁。

八珍汤　治气血两虚，恶寒发热，烦燥作渴，大便不实，饮食少进，小腹胀痛，眩晕昏愦，及气血虚。

即四君、四物合方。薛院使于四君、四物中

加竹沥、姜汁、钩藤，流行经络，取效颇捷。

十全大补汤　治虚羸之人，血气不充，四肢不举，属正虚者。

即八珍汤加黄芪、肉桂。

补中益气汤东垣　调理脾胃，升举下陷，病后扶元胜邪，功难尽述。

黄芪　人参　甘草　当归　橘皮　升麻　柴胡　白术

加生姜、大枣，水煎。

似中风章

总论

中风之有真假，限南北而分治者，不过曰病有标本，初无二途。如百病中俱有因有证，盖因为本，而病为标。古人尚论，仅言其证；三贤析论，并道其因。缘西北土地高寒，风气刚猛，真气空虚，卒为所中，名曰真中。已列前幅，颇详审矣。若夫大江以南，两浙八闽，及滇南鬼方之域，天地之风气既殊，人之禀质亦异。且肥人气居于表，瘦人阴亏于内。肥人多痰，瘦人多火。煎熬津液，凝结壅蔽，以致气道不利，蓄积成热，热极生风，亦致僵仆，故曰类中。似与前论稍异，殊不知三贤虽各出一见，开示后学，其言似异，其旨实同。河间以将息失宜，水不制火；丹溪以东南卑下，湿热生痰，痰热生风；东垣以气虚卒倒，力主培补。究竟真中者亦由气体虚弱，荣卫失调，然后感于外邪。其因火、因气、因湿者，亦未必绝无外邪侵侮而作也。若夫外邪侵侮，则因火、因气、因湿，各自为证，又何暇为歪僻瘫痪、暴仆暴喑之候乎？乃知古今一理，幸毋歧为二途可也。

火中

风自火出。《易经》故火病多因热生。俗云风者，言末而忘其本也。良由将息失宜，五志过极，心火暴甚，肾水虚衰，不能制之，则阴虚阳实，热气怫郁而卒倒无知。轻者筋脉虽挛，发过自醒；重者阴气暴绝，阳气后竭而死。故痰涎者，瘫痪者，口噤者，筋急者，皆为风热之证也。其阴虚者，地黄汤；阴阳两虚者，地黄饮子。若风火相煽，忽然昏冒，脉洪大，发热恶寒者，防风通圣散。不恶寒反恶热而烦躁者，此风热内郁，宜泻青丸。面赤昏闷，心神不爽，此心火太旺，牛黄清心丸。若胸闷烦渴，便闭脉大，此火热内盛，宜滚痰丸。《微论》 若发热面赤，脉弦大而虚，足暖者，此肝血虚而肝火旺，宜加味逍遥散。立斋 均一火中，有虚实不同如此，可不详辨哉！

痰中

东南之人，气温地湿，多湿土生痰，痰生热，热生风，所谓亢则害，承乃制也。故凡卒然麻眩，舌本强直，痰涎有声，四肢不举，脉象洪滑者，悉属于湿热。重者不醒为痰中，轻者自醒为痰厥，宜导痰汤主之。丹溪 醒后见虚证者，清燥汤主之。东垣 又有酒湿痹证，口喎眼斜，舌强肢废，浑似中风，当泻湿毒，从微汗、微下之法。《元戎》 其脉滑数，或沉弦而数，口角流涎，偏枯口噤者，皆痰热在内，上溢于阳明也。筋挛急者，痰凝不利也；筋

反纵者，血液衰耗也。然筋挛易愈，筋痿难复。立斋

气中

恚怒太过，逆气上升，每多卒厥，有类暴中，牙关紧闭，身冷脉沉，口无痰沫，此为中气，与中风，身温脉浮，口多涎沫为异耳。若作风治则误，宜八味顺气散。许学士 重者，竹沥、姜汁，调苏合香丸。《经》言："无故而喑，脉不至者，不治自愈。"谓气暴逆也，气复则已，此乃轻证。若重者，亦见五绝，死。《汇补》 少壮之人，真水未竭，适因怒动肝火，火畏水而不能上升，所以身凉无痰涎，其须臾自醒者，水旺足以制火也，此名中气。衰老之人，真水已竭，适因怒动肝火，火寡于畏，得以上升，所以身温有痰涎，其多不能治者，水竭无以降火也，此名中痰。然少壮亦有不治者，男子色欲过度，女人胎产经后，血弱水亏，忿怒动火，阳无所附，则随火而发越，可不谅其根本乎。绳山

食中

饮食醉饱之后，或感风寒，或着恼怒，食填太阴，胃气不行，须臾厥逆，昏迷不醒，口喑肢废，

绝似中风。但气口急盛，或沉伏，非比中风，左脉浮盛。若作中风、中气治之，必死。宜盐汤探吐，吐不出者死。吐后无别证者，平胃散调理。《杂著》 大抵忽然仆倒，不可即断是风，须审其曾着怒气否，曾用饮食否。若系饮食前后感气而发者，藿香正气散。茭山

情志

神伤于思虑则肉脱，意伤于忧愁则肢废，魂伤于悲哀则筋挛，魄伤于喜乐则皮槁，志伤于盛怒则腰脊难以俯仰也。经文 此情志所伤，而有似于中腑、中经之风证，宜调荣养血，不可用风药。昔有孀妇，十指蜷挛，掌重莫举，肌肤疮驳，风药杂进，绝不奏效，竟以舒郁结调气血药而愈者，不可不知。立斋

似中风选方

地黄饮子《宣明》 治舌瘖不能言，足痿不能行，肾弱气厥，不至舌下。

熟地 巴戟去心 山茱萸去核 肉苁蓉酒浸，焙

石斛　附子炮　五味子　白茯苓　菖蒲　远志炮，去心　官桂　麦门冬去心，各等份

为末，每服三钱，生姜五片，枣一枚，薄荷七分，水一盏，煎服。

防风通圣散河间　治中风，风热之剂。

防风　川芎　当归　芍药　大黄　薄荷　麻黄　连翘　芒硝各四分　石膏　黄芩　桔梗各八分　滑石二钱四分　甘草一钱　荆芥三分　白术炒，三分　栀子三分

为粗末，加生姜三片，水煎服。自利，去硝、黄；自汗，去麻黄。解利伤寒两感，每两加益元散一两，葱白十茎，豆豉一撮，姜五片，水煎。

牛黄清心丸《和剂》

白芍药　麦门冬　黄芩　当归　防风　白术　柴胡　桔梗　川芎　茯苓　杏仁麸炒，各一两二钱　神曲　蒲黄　人参各二两半　羚羊角　麝香　龙脑　肉桂　大豆黄卷碎，

炒　阿胶炒，各一两七钱半　白蔹　干姜炮，各七钱半　牛黄研，一两二钱　犀角二两　雄黄研飞，八钱　山药七两　甘草五两　金箔一千二百片内，四百片为衣　大枣一百枚，蒸，捣

各为末，炼蜜和枣膏为丸，每丸重一钱，金箔为衣，温水化下。

导痰汤《济生》

半夏四两　南星炮　枳实麸炒　赤茯苓　橘红各一两　甘草炙，五钱

每服四钱，水一盏，姜十片，煎服。

清燥汤东垣

黄芪钱半　黄连　苍术　白术各一钱　陈皮五分　五味子九粒　人参　白茯苓　升麻各三分　当归一钱二分　泽泻五分　柴胡　麦冬　生地　神曲炒　猪苓　黄柏酒炒　甘草炙，各二分

每服半两，水煎。

八味顺气散

人参　白术　陈皮　茯苓　青皮　白芷　乌药各一两　炙草五钱

为末，每服三钱，水煎。

苏合香丸　治中风中气，牙紧不省，及邪祟证。

白术　青木香　乌犀角　香附炒　朱砂研，水飞　诃黎勒煨，去皮　檀香　安息香另末，酒熬膏　沉香　麝香研　丁香　荜茇各二两　龙脑研　苏合香油入安息香膏内　薰陆香别研，一两

为末，入安息香膏，加炼蜜，丸如桐子大。每服四丸，水下。

平胃散方见暑证

藿香正气散方见霍乱

滚痰丸方见痰证

泻青丸方见火证

伤风章

大意

虚邪贼风，阳先受之。伤于风者，上先受之。经文 盖肺主皮毛，脾主肌肉，气卫于外，风邪不能为害。惟脾虚而肌肉不充，肺虚而玄府不闭，则风乘虚入。《微论》

病因

更衣脱帽，沐浴当风，皮毛之间，卒然受邪，内舍于肺者，外因也；衣被过厚，上焦壅热，内热生风，似乎伤风者，内因也。肺家素有痰热，复受风邪束缚，内火不得舒泄，谓之寒暄，此表里两因之实证也；有平昔元气虚弱，表疏腠松，略有不谨，即显风证者，此表里两因之虚证也。《汇补》

见症

轻者，咳嗽有痰，咽干声重，鼻燥作痒，或流清涕，腹胀额闷，口燥喉痛；重者，头痛项强，肢节烦疼，憎寒壮热，头眩呕吐，心烦潮热，自汗恶

风，亦有无汗而恶风者。《汇补》

伤风伤暖辨

外风所伤，鼻流清涕，咳嗽清痰，舌无苔膜，内热生风，鼻流浊涕，咳嗽稠痰，舌有红点，其余诸证，则相似也。《汇补》

伤风伤寒辨

风循经络，亦有六经传变，其初起头疼身热与伤寒同。但伤风，必鼻塞流涕，且多恶风，居暖室之中，则坦然自如；伤寒恶寒，虽近烈火，仍复怕寒。又伤风在表者，有汗而手足微烦；伤寒在表者，无汗而手足微冷。伤风在里，肺热而皮肤发疹；伤寒在里，胃热而肌肉发斑。皆各异也。《汇补》

脉法

左寸关浮弦有力者，伤风也；右寸关洪滑有力者，伤暖也；右寸关濡弱无力者，兼虚也。《汇补》

总治

有汗当实表，无汗当疏邪，内热当清火。实表不可大补，疏邪不可太峻，清火不可太凉。若肺虚伤风者，先与祛邪，遂即养正，先后缓急，不可偏

废。士材

大汗宜禁

伤风证，腠理疏泄，但宜轻扬之剂彻越其邪，不可与伤寒家大汗之药，恐蹈亡阳之戒。《汇补》

久虚宜补

如虚人伤风，屡感屡发，形气病气俱虚者，又当补中，而佐以和解。倘专泥发散，恐脾气益虚，腠理益疏，邪乘虚入，病反增剧也。立斋

用药总法

主以二陈汤，加桔梗、前胡、苏叶、桑皮、杏仁。身热，加柴胡、黄芩；体痛，加羌活、防风；头痛，加川芎；胸满，加枳壳；痰多，加金沸草；气逆，加苏子；内热，加玄参；咳嗽，加瓜蒌。若三时伤风，重者冲和汤；冬月伤风，重者桂枝汤。凡表证恶风，身热、自汗、自利，当用药中加桂枝，其效尤捷也。体虚易于伤风，不时感冒者，补中益气汤加桔梗、茯苓、半夏。《汇补》

附：胃风证

胃风者，饮食之后，乘风取凉所致。其证饮食

不下，形瘦腹大，恶风头汗，膈塞不通，右关脉弦缓带浮者是也，宜胃风汤主之。《类案》

伤风选方

川芎饮 治感冒风邪，胸满头疼，咳嗽吐痰，憎寒壮热，状似伤寒，脉浮而缓。

川芎 苏叶 枳壳 桔梗 陈皮 前胡 半夏 茯苓 木香

去川芎，加人参，即名苏参饮。

川芎茶调散

川芎 甘草 羌活 荆芥 薄荷 防风 白芷

桂枝汤 太阳伤风，脉浮缓，恶风，发热自汗，鼻鸣干呕，或下利等证。

桂枝 甘草 白芍药

枣、姜煎服，覆之，令微汗。

香苏饮 主四时感冒风邪，头疼发热。

紫苏　香附　陈皮　甘草

姜、葱，水煎。

胃风汤方见痢疾

中寒章

大意

寒气客于五脏，厥逆上出，阴气竭，阳气未入，故卒然痛死不知人，气复返则生矣。《内经》

病因

中寒之证，不拘冬夏，或外中天地之寒，或内受饮食之冷，元阳既虚，肤腠空豁，寒邪直入三阴之经。其病骤发，非若伤寒之内有郁热，与邪相拒，循经渐入之缓也。安道

见症

其证卒然战栗，面青咬牙，吐泻腹痛，或四肢冰冷，或手足挛蜷，或昏迷僵直，身凉不热，或有微热而不渴，倦于言动者是也。

中分三阴

寒中太阴，则中脘疼痛；寒中少阴，则脐腹疼痛；寒中厥阴，则小腹至阴疼痛。《机要》

死证

如环口唇青，冷过肘膝，舌缩囊卷，脉绝者，须臾即死。又中寒，无汗者吉，有汗者死。《入门》 凡跌仆斗殴，轻生投水而中寒，以及房欲劳力，涉水而中寒者，皆难治。《绪论》

脉法

中寒，脉沉缓者，属太阴；沉细，属少阴；沉迟，属厥阴。仲景 紧涩者，为寒邪外中；代散者，为阳气内脱。《汇补》

总治

阳虚阴盛，宜温中散寒，补暖下元，则阳气来复，而寒邪自消。《汇补》

急救治

仓卒之际，难分经络，急煎姜汁，热酒和匀灌下。更用葱饼熨脐轮，灸关元、气海二三十壮。脉渐渐应手，四肢微暖者生；若脉不还者死，脉暴出者亦死。

冻死人，用硫黄、半夏、皂角各一字，加麝香末，填脐中，放葱饼于上，以熨斗盛火熨之，葱烂再易，得暖气入腹渐醒为度。或以灰炒暖，盛囊中，熨心头，冷即易。数次后，若眼开，始进酒浆，或米饮；不醒者，以艾炙门牙缝，候喊声出，即可救矣。若不先温其心，即用火烘，冷与火搏，必死。又冻僵人未醒，勿以热汤灌之。濒湖

用药

主以理中汤，加半夏、苍术、厚朴、陈皮、木香。如腹痛，加吴茱萸；呕吐，加藿香；卵缩，无脉，加人参、附子；肢节痛，加桂枝；足膝冷，加肉桂。若阴极发躁，烦扰不宁，口虽渴而不咽水，面虽赤而两足寒，脉虽数而重按空豁者，将前药煎好，浸水中，冷服之，不拒格矣。若不知此，误以口渴面赤烦躁，认是阳证，妄投寒凉者死，盖周身无根之火得水击而走散也。设倥偬之时，不敢擅用参、附，先以二陈加苍白二术、厚朴、炮姜、吴茱煎服，则吐利止而痛自除，尤为稳当。然后审元气

虚实而调之，庶无瘥谬也。

附：外感阴毒

阴毒者，受天地杀厉之气，入三阴经而成病，比中寒稍轻。其证头痛恶寒，面目青黑，咽喉疼痛，身如被杖，手足清冷，短气不得息。四五日可治，六七日不可治。宜用发表之剂，升麻鳖甲汤去蜀椒、雄黄主之。仲景

附：内伤真阴

内伤真阴证，因房劳伤肾，生冷伤脾，内既伏阴，外又感寒，比之中寒更重。亦有伤寒阳证，过服凉药而变成者。其证五六日后，渐见精神恍惚，身倦懒言，头额手背冷汗时出，舌上生苔淡黑冷滑，心下结硬如石，四肢寒冷如冰，唇青甲黑，鼻如烟煤，腹痛吐利，咽痛睛疼，身如被杖，囊缩舌卷。宜温经之剂，回阳散、返阴丹，并外灸丹田、气海两穴数壮。《活人书》

中寒选方

理中汤 治气虚中寒，腹痛吐泻，厥冷倒仆，脉沉迟者。

干姜炮 白术各二钱半 人参二两 甘草一钱

水煎服。阴躁者，水中浸冷服之。加参、附，名参附理中汤。

四逆汤 治中寒厥冷，脉细，舌卷囊缩。

附子制，一枚 干姜一两半 人参二两 甘草二两

水三升，煎升三合，分三服。

三建汤 治中寒六脉不到，而太溪、冲阳尚未绝者。

川乌 附子 天雄等份

生姜，水煎。

五积散《和剂》 治中寒轻证，未离于表，头疼身痛，恶寒，腹痛吐泻，脉迟者。

白芷 茯苓 半夏 当归 川芎 甘草 肉桂 芍药各三两 枳壳炒 麻黄去根、节 陈皮各六两 桔梗二两 厚朴姜炒 干姜各

四两　苍术二十四两

每服四钱，水一盏，姜三片，葱三茎，煎七分服。

麻附细辛汤仲景　治寒中少阴，脉沉细，足冷，反发热而恶寒者。

麻黄　细辛各四钱　附子二钱半

水煎。

升麻鳖甲汤去蜀椒雄黄方仲景　治外感天地毒气，入阴经而发病者。

甘草　桂枝　升麻　当归　鳖甲

水煎，温服，覆取微汗为度。

回阳散

用附子二枚，炮制为末，生姜、酒和匀调服。

返阴丹

硫黄五两　附子　干姜　桂心各半两　硝石　玄精石各二两

为末，糊丸，艾汤下。

暑证章

大意

暑之为气，在天为热，在地为火，在人脏为心。故暑者，相火行令也。夏月人感之，自口齿而入，伤心胞络之经。贾元良

内因

有素虚卫弱，纵暑中伤者，必兼内伤之病；有素壮盛，暑气偶侵者，必兼外感之形。故自袭暑气而言，曰中暑；自被日逼而言，曰中暍。《入门》

外候

因于暑，汗，烦喘渴，静则多言，体若燔炭，汗出而散。《内经》 暑之中人，先着心胞，则为头疼身热，自汗心烦，口渴面垢而已。余证皆后传变，入肝则眩晕顽麻，入脾则昏睡不觉，入肺则喘嗽痿躄，入肾则消渴烦躁，其暑邪归心，则神昏卒倒也。《入门》

中暑

中暑者，深居密室，先受暑气，又为房室之阴寒所遏，静而得之，伤心、脾二经。外症：汗出口渴，背微恶寒，身热头痛，面垢烦躁，其脉弦细芤迟。又有心烦，浮热而扪之似无，洒淅无汗，或微有冷汗，小便已则洒然毛耸，手足逆冷，小有劳，身即发热。此乃时令之火郁极于内，心胞之阳不行于外，则荣卫之开阖不调，所以腠理开则洒然寒，腠理闭则热而闷也。宜清解暑热为主，香薷饮、六和汤，加干葛。《汇补》

中暍

中暍者，由劳役辛苦于田野道途，动而得之，伤足太阳膀胱经。重者昏迷卒倒，轻者头疼恶热，发热烦躁，扪之肌肤大热，唇干舌赤，前板齿燥，大渴引饮，汗雨大泄，无气以动，无气以言，脉洪大浮数而虚豁。此天暑外伤，疏泄肺气。宜清热养津为主，人参白虎汤加麦冬、花粉。《汇补》

伤暑

伤暑者，禀质素弱，不任外邪，故略感即病，比中暑稍轻，当分三法治之。若日间发热，夜分乃凉，自汗倦怠，食少脉虚，此暑伤元气，宜清暑益气汤；若头胀眩晕，周身烦躁，肤如针刺，或兼赤肿，此暑伤肉分，宜六和汤；若咳嗽烦渴，寒热盗汗，脉数不减，此暑伤肺经，宜甘桔汤加黄芩、山栀、麦门冬、丹皮、贝母。《汇补》

冒暑

冒暑者，禀气充实，但不辞辛苦，暑热冒于肌表，而复传于里以成暑病也。其候腹痛水泻，小便短赤，口渴欲饮，恶心呕吐，有时眩晕，心烦躁热，胃与大肠受之。《绳墨》 宜胃苓散加藿香，或六一散。又有内伤饮食，外着暑气而成暑湿伤脾之病者，其候腹痛作泻，泻下黄糜，口渴溺热，宜理脾清暑，平胃散加连、通、曲、泻。《汇补》

伏暑

伏暑者，久而藏伏三焦肠胃之间，热伤气而不伤形，旬月莫觉，变出寒热不定，体倦神昏，头重潮热，甚或霍乱吐泻，膨胀中满，疟痢斑黄，腹痛下血等症，消暑丸主之。亦有夏月晒衣，遽藏箱柜，

炎蒸未退，虽移他时，偶尔开视，体惫之人亦能染之，不可不知。《汇补》

暑风

暑风由冲斥道途，中暑热极，火盛金衰，木旺生风，脾土受邪，故卒然昏倒，手足搐搦，内扰神舍，志识不清，而瞀闷无知。宜清时令之火，则金清而木有制；开郁闷之痰，则神安而气自宁。慎勿以风药误治。《良方》 连薷饮加薄荷、荆芥。若其人先有痰热在内，外又感暑而成昏冒者，可用吐法，盖吐中有发越之义也。《汇补》

暑厥

暑厥者，即暑暍病兼手足厥冷，与伤寒发厥义同。《入门》 大概兼恶寒发热而渐厥者，为心脾中暑证；不恶寒，但恶热而渐厥者，为膀胱中暍证。若夫但恶寒不发热而渐厥者，又为夏月感寒阴证，不与暑暍证同类也。《汇补》

绞肠痧

绞肠痧者，暑郁中焦，腹痛连心，上下攻绞，不得吐泻，或手足皆冷，乃肠绞缩腹，须臾杀人。

急用生熟水调白矾三钱，少顷探吐，去其暑毒即安。或刺委中穴，及指爪甲，令出血。如胸背四肢发红点者，以菜油灯火遍焠之。《汇补》

暑病脉法

脉虚身热，得之伤暑。《内经》或浮大而散，或弦细芤迟。《杂著》夫暑暍之证，与夏月热病往往相似。但暑脉或洪或虚，重按无力；热病脉盛弦长，重按有力。即或有热病发于阴经，其脉沉小，非若暑脉之见于浮分也。《汇补》

暑病治法

暑乃六淫中无形之火，大率以五行中有形之水制之。《奇效良方》中暑宜解暑和中，中暍宜泻火益元，伤暑宜补元气，冒暑宜清利二便。《汇补》

治暑三禁

若发汗，则恶寒愈甚；若温针，则发热愈甚；若下之，则淋涩愈甚。仲景

中暍救法

道途卒倒，急扶阴凉干处，掬道上热土，放脐间，拨开作窍，令人尿其中。后用姜、蒜嚼烂，以

滚水、童便送下。不可灌凉水，入腹即死。外用布蘸沸汤，摩心腹脐下。《入门》

杂证宜辨

夏月出汗太过，则津液伤，筋骨失养，或痛或渴，不可便作暑治。即卒倒不省，亦有气郁生痰而厥者，有劳役色欲并伤而厥者，有食滞太阴清浊痞隔而厥者，岂可尽作暑证？如果冲斥道途，劳役而中，身热脉虚，方可以暑风、暑厥治之。三锡

用药总法

暑证主以香薷饮。呕恶，加半夏、藿香；身热，加黄芩；口渴，加干葛。若舌干口燥，去半夏，用花粉、麦冬；燥甚者，用石膏、知母；若腹痛胸满呕吐者，不用石膏、知母、花粉、黄芩、麦冬，宜枳壳、木香；若饱胀而兼泻，又不可用枳壳，宜厚朴代之。凡夏月泻泄，干葛为要药。暑火泻者，加黄连；泻而胀者，加苍术、厚朴；泻而虚者，加白术、芍药。暑食泻者，加神曲、煨木香。暑湿泻者，加苍术、木通、泽泻，并加干葛为佐。小便赤涩，须加木通、泽泻；烦躁，加山栀、辰砂；烦呕，用

竹茹。暑证初起，汗多面赤者，不可即用黄芪固表，恐滞邪气也。暑清则汗自止，惟日久面色枯白，脉虚自汗，方可以参、芪敛之。暑证初起，脉细或迟者，多有暑湿痰食壅滞而致，不可即用参、术、姜、桂，但当疏理中气，脉自起耳。惟舌色、唇色淡白灰黯者，方可用温散之剂。至于虚人着暑，病气元气俱虚者，宜用生脉散、清暑益气汤、十味香薷饮，切不可过投克伐寒凉。设或太过，变现阴寒证者，宜用理中汤温之，乃舍时从证法也。大抵心脾中暑，可饮鲜藿香汤；膀胱中暍，可饮西瓜汁。以上诸法，皆治暑之方。若在暑月而内挟劳役生冷，外挟风露寒湿者，详列后条。《汇补》

附：疰夏

天地五行，更迭衰旺，人之脏气亦应之。四月属巳，五月属午，为火，火太旺则金衰；六月属未，为土，土火交旺则水衰。丹溪 金水两衰，不能滋生，所以童男、少女、虚弱之人，每遇春夏之交，日长暴暖，患头眩眼黑，或头胀痛，身倦脚软，身热食少，心烦躁扰，自汗盗汗，名曰疰夏。此皆时

令之火为患，非纳凉受暑而病也。久而不治，乃劳怯之根。宜滋化源，使脾土转生肺金，肺金转生肾水，乃为根本之治。立斋

附：煎厥说

人身肾与膀胱，竭绝于巳午之际。孙真人 故倦怠欲睡，痿弱无力，尔时即宜补益。《汇补》 若或劳役犯房，精血内耗，阴火沸腾，致目盲不明，耳闭不聪，举动懒倦，失其常度，五心烦热，如火燔灼，名曰煎厥。《内经》 此亦虚弱之证，所以古人夏月必独宿远酒色者，良有意也。

附：湿温

湿温者，亦外感病中之一证也。因先伤湿而又伤暑，湿与热搏，病在心、脾二经。其证恶寒壮热，头目痛，胸腹满，口虽渴而不能饮冷，多汗妄言，不省人事，两胫逆冷，其脉寸濡而弱，尺小而急者是也。宜茯苓二术汤加减，不可汗下。误汗，则不能言，耳聋呕恶，身变赤色，不知痛处者，名曰重暍，死；误下，则头汗喘急，二便不止者，亦死。《伤寒书》

暑证选方

香藿饮 治暑证，头胀身热，呕恶吐利，心烦口渴。

香薷二斤 白扁豆炒，半斤 厚朴姜炒，半斤

每服三钱，煎后，沉冷服。加黄连，名黄连香薷饮。加陈皮、人参、白术、黄芪、木瓜、甘草，名十味香薷饮。

六和汤《澹寮》 治伏暑霍乱吐泻，或寒热，或痢疾。

香薷二钱 砂仁 半夏 杏仁 人参 甘草各五钱 赤苓 藿香 扁豆姜炒 厚朴姜炒 木瓜一钱 生姜五片 枣一枚

水煎服。

消暑丸《和剂》 治伏暑，口渴引饮，脾胃不调。

半夏 生甘草 茯苓

为末，姜汁煮糊丸，桐子大，每服五十丸，热汤下。

清暑益气汤东垣 治脾胃不足，伤暑伏暑之证。

黄芪一钱 苍术一钱 升麻一钱 人参七分

白术五分　陈皮五分　神曲五分　泽泻五分

甘草二分　黄柏三分，盐炒　葛根三分　青皮二分

当归二分　麦冬四分　五味子五粒

水二盏，煎一半，温服。

生脉散孙真人　治元气不足，脾胃衰弱，脉虚无力之暑证，并治疰夏之疾。

人参　麦门冬　北五味

水一钟，煎服。

六味地黄丸仲景　肾水不足人，夏月宜常服之，以壮水之主而制阳光。方见中风

平胃散　治夏月暑食伤脾诸症。

茅山苍术　紫厚朴　陈皮　甘草

为末，砂仁汤下。此方亦可红糖丸，小儿夏月每晨服一丸，代肥儿丸方。

胃苓散　健脾利水，为水泻要药。

即五苓散合平胃散。

大顺散《和剂》　治避暑着寒，生冷伤脾，呕吐霍乱。

甘草　干姜　杏仁　肉桂

为末，每服二钱，水煎，温服。如烦躁，井花水调服。

理中汤　治服暑药过度，寒凉伤脾，变阴寒证者。

方见中寒

升阳汤　治夏月感寒证。

羌活　藿香　苍术　苏叶　厚朴　陈皮　干葛　生姜

清燥汤方见似中风

补中益气汤方见中风

冷香饮子方见霍乱

人参白虎汤仲景　治中暍，大热，大渴，大汗，烦躁喘促。

石膏半熟，三钱　知母一钱半　甘草五分　人参一钱　粳米一撮　竹叶十片水煎服。

益元散河间　治冒暑，口渴溺涩，自汗身热。

滑石水飞，六两　甘草一两

为末，每服三钱，白汤调下。此方一名天水散，又名六一散，加薄荷名鸡苏散，加青黛名碧玉散，加辰砂名辰砂益元散。

辰砂五苓散《金匮》　治水泻烦躁，口渴溺赤。

猪苓七钱半　泽泻一两二钱　茯苓七钱半　白术七钱半　肉桂五钱　辰砂五钱

为末，灯心汤调方寸匕服。

湿证章

大意

诸痉强直，积饮痞满，霍乱吐下，体重跗肿，肉如泥，按之不起，皆属湿土之气。地之湿气，感则害人皮肉筋脉。因于湿，首如裹。湿热不攘，大筋软短，小筋弛长，软短为拘，弛长为痿。经文

内因

天之湿，雨雾是也，天本乎气，故先中肌表荣卫；地之湿，水泥是也，地本乎形，故先伤皮肉筋骨血脉；饮食之湿，酒饮乳酪是也，胃为水谷之海，故伤乎脾胃。有汗液之湿，汗液亦气化也，止感乎外；人气之湿，太阴湿土所化也，乃动于中。《准绳》大抵居湿涉水，汗雨沾衣，皆湿从外受者也；若嗜饮酒面，多食瓜果，皆湿从内伤者也。《医鉴》

外候

有脾胃素弱，内蓄痰饮，外触水湿，相搏而上冲。重者令人涎潮壅塞，颈强㖞斜，半身不遂，与中风相似，但脉沉缓、沉细、沉涩之不同。《准绳》且湿气伤人，在上则头重目黄，鼻塞声重；在中，则痞闷不舒；在下，则足胫跗肿。在经络，则日晡发热；在肌肉，则肿满如泥；在肢节，则屈伸强硬；在隧道，则重着不移；在皮肤，则顽麻；在气血，则倦怠。在肺，为喘满咳嗽；在脾，为痰涎肿胀；在肝，为胁满㿗疝；在肾，为腰疼阴汗。入腑，则泄泻肠鸣，呕吐淋浊；入脏，则昏迷不省，

直视郑声。又湿家为病，一身尽痛，身如熏黄，身重如板夹为异耳。《汇补》

湿挟寒热

湿证之发，必挟寒挟热。大概溺赤口渴，为湿热，多患于黑瘦膏粱之人；溺清不渴，为寒湿，多患于肥白淡薄之躯。《汇补》

湿分内外

东南卑下，山泽蒸气，湿从外入，自下而上，初宜汗散，久宜渗泄；西北地高，外燥内湿，不得宣越，从内发外，初宜利便，久宜健脾。然南北方土虽异，其内外所感相似者有之，不可执一施治。《汇补》

湿证脉法

脉浮而缓，濡而小者，皆外湿；沉而缓，细而微者，皆内湿。又迟缓为寒湿，洪缓为湿热，弦缓为风湿。《汇补》

湿证总治

势轻者宜燥湿，势重者宜利便，在外宜微汗，在内宜渗泄，所贵乎上下分消其湿。《入门》 凡风药可以胜湿，泄小便可以引湿，通大便可以逐湿，吐

痰涎可以祛湿。湿而有热，苦寒之剂燥之；湿而有寒，辛热之剂除之。时珍

湿宜健脾

脾虚多中湿。陈无择 脾本喜燥恶湿者也，惟脾土衰弱，失健运之堤防，湿气停聚不化，使䐜胀四肢，渍透皮肉，喘满上逆，昏不知人。故治湿不知理脾，非其治也。《汇补》

湿宜利水

湿乃津液之属，随气化而出者也，清浊不分，则湿气内聚，故治湿以利小便为上。《汇补》

湿宜风药

湿淫所胜，助风以平之。经文 有阳气不升，湿邪内陷者，当用升阳风药以辅佐之，不可过服淡渗，重竭其气。东垣

治湿禁戒

凡湿家，不可大下。下之，额汗出，微喘或哕，小便利者，死；不利不止者，亦死。《伤寒论》

用药总法

主以四苓散。在上，加紫苏、防风微汗之；在

中，加苍术、半夏、厚朴燥之；在下，加防己、木通利之。挟风，加羌活、独活、藁本、防已散之；挟寒，加干姜、肉桂、椒目、附子温之；挟热，加黄连、黄芩、山栀、黄柏清之。景明 病气实，元气虚者，苍白术同用之；病气、元气俱实者，宜通利之，五子五皮饮、导水丸、舟车丸是也；病气、元气俱虚者，培补之，六君子汤、金匮肾气丸是也。

附：风湿

伤湿又兼风，名曰风湿。因汗出当风，久坐湿地所致。其症头汗面黄，遍身重着，骨节烦疼发热，至日晡转剧，不呕不渴，恶风不欲近衣，身有微汗，小便不利，大便亦难，脉浮虚而涩。证与伤寒相似，但脉不同耳。宜微解之，不可大汗，当用羌活胜湿汤。若解表后，自汗多而身仍疼重者，防己黄芪汤。《伤寒书》

附：寒湿

伤湿又兼寒，名曰寒湿，因先受湿气，又伤生冷。其症头汗身痛，遍身拘急，不能转侧，近之则痛剧，遍身无汗，小便不利。证与风湿相似，但大

便转泄耳。宜渗湿汤主之。带表，五积交加散；里寒，附子理中汤；寒多浮肿者，术附汤。《伤寒书》

附：湿痹

伤湿而兼风寒，名曰湿痹。其证头痛脊强，恶寒发热，关节疼痛而烦，皮肤麻木，重着不移，脉沉而细。仲景 宜新制蠲痹汤主之。

附：湿热

湿者土之气，土者火之子，湿病多自热生，盖火热能生湿土也。《良方》 故六气之中，湿热为病，十居八九。丹溪 凡为疸为黄，为肿为胀，为痞为泻，为淋为浊，为带下，体重肿痛，为脓疮，痢疾后重，皆湿热所致也，当分治之。如湿胜者，宜清其湿；热胜者，宜清其热。夫湿胜其热，不可以热治而用寒药，使湿愈重；热胜湿者，不可以湿治而用燥药，使热愈甚也。然则初受湿者，当以利水为要，使湿不致成热也；久而湿化为热者，当以清热为要，使热不致蒸湿也。《汇补》

湿证选方

四苓散 治湿气在中，清浊混乱，小便短少，大便溏泻。

白术一钱 茯苓 泽泻各一钱半 猪苓一钱

水煎服。

平胃散 治不服水土，脾胃胀泻。方见暑证

除湿汤 治脾虚停湿，腰脚重肿，大便泻，小便涩。

半夏 厚朴 苍术炒，各二两 藿香 陈皮 茯苓各一两 甘草七钱 白术生用，一两

为末，每服四钱，姜汤下。

清热渗湿汤 治湿病兼热，口渴，小便少而黄浊。

黄连 赤茯苓 泽泻 黄柏各一钱 苍术 白术各一钱半 甘草五分

水煎服。

和剂渗湿汤 治湿病兼寒，口不渴，小便短少而不黄，胸腹满，食不化。

苍术　白术　甘草炙，各一两　茯苓　干姜炮，各二两　橘红　丁香各二钱半

每服四钱，生姜一片，煎服。

六君子汤　治湿证脾虚，病气元气俱虚者。方见中风

金匮肾气丸　治脾肾虚而湿不化者。

地黄　山药　山茱萸　茯苓　丹皮　泽泻　附子　桂枝

导水丸河间　治湿热，通二便，必高燥之地，湿热之病，强实之人。若柔弱之躯，淡素之家，寒湿之病，必不可服。

大黄二两　黄芩一两　滑石　牵牛各四两

水丸，绿豆大，温汤下二十丸。

舟车丸河间　治湿胜气实，内胀外肿，大便后重，小便赤涩。

牵牛头末，四两　大戟　甘遂　芫花　大黄各二两　青皮　陈皮　木香　槟榔各半两　轻粉一钱

取蛊，加芫荑半两，为末，水丸，麻子大，空心服三丸。如不行，加二丸，至快利为度。

羌活胜湿汤东垣　治外感湿气，头身重痛。

羌活　独活　藁本　防风各一钱　甘草五分　川芎二分　蔓荆子三分

水煎。

防己黄芪汤仲景　治风湿自汗，身疼而重，脉浮。

防己一钱　白术七分半　黄芪一钱二分　甘草五分

姜四片，枣一枚，水煎服。

燥证章

大意

诸涩枯涸，干劲皴揭，皆属于燥。经文　燥万物者，莫熯乎火。《易经》　火气一熯，五液皆枯。故燥之为病，血液衰少，而又气血不能通畅。《原病式》

内因

燥者，阳明金气所化。金受火制，木旺风生，风火相合，胜湿损津。《原病式》 亦有天时久晴，黄埃蔽空，风热怫郁而成者，此属外邪。《六要》 其内因所致者，病端不一，有减气而枯，有减血而枯。好古 或大病而攻伐太过；或吐泻而津液顿亡；或饥饿劳倦，损伤胃液；或思虑劳神，心血耗散；或房劳太过，肾水干枯；或金石刚剂，预求峻补；或膏粱厚味，炙煿太多，皆能助火烁阴而为燥。《良方》 总之，金为水源，金受火克，不能生水而源绝于上，则无以荣肤泽毛，而诸燥作矣。《六要》

外候

在外，则皮肤皴揭；在上，则咽鼻焦干；在中，则水液衰少而烦渴；在下，则肠胃枯涸而便难。《良方》

变证

风燥，由肝血不能荣筋，故筋痛爪裂；火燥，由脾多伏火，故唇揭便秘；血燥，由心血失散，故头多白屑，发脱须落；虚燥，由肾阴虚涸，故小便数，咽干喉肿。此皆燥之初因也，濡润自愈。若不加啬养，使真水涸竭，为消渴噎膈，为痿痹经闭，为干咳声哑，筋脉劲强，口噤拳挛，筋缓不收，而千痾竞起。虽欲静摄，则燎原不可遏矣。《汇补》

脉法

脉紧而涩，或浮而弦，或芤而虚，皆属燥证。《正传》

治法

治燥须先清热，清热须先养血，养血须先滋阴。《绳墨》 宜甘寒之品，滋润荣卫。甘能生血，寒能胜热，阴得滋而火杀，液得润而燥除。故曰：莫治风，莫治燥，治得火时风燥了。子和

虚燥宜补

若病后曾服汗下药，及吐后产后，老年瘦羸人，见诸燥证，脉细涩或洪数者，俱属血液不足，当濡润之。纵欲人发燥者，多肾虚，以肾主五液也。《汇补》

燥证禁戒

切忌香燥动火，及发汗、渗湿、利便、通导之

药。《入门》 损伤津液。至于苦寒辛凉，亦逐末而忘本。世多此弊，其燥愈增。《汇补》

燥证用药

主以四物汤加减。如皮肤皴揭，加秦艽、防风；咽鼻焦干，加知母、黄芩；烦渴，加麦冬、花粉；便难，加麻仁、牛膝；痰燥，加贝母、瓜蒌；血燥，加天冬、熟地。火燥，壮实者，用清凉饮子以治上焦之燥，用脾约麻仁丸以治中下之燥。虚燥，在肾经者，用地黄汤丸，加天麦冬；在肝脾经者，用加味逍遥散，加麦冬，或桔梗，或生地。随证加减，不可胶泥其说也。

燥证选方

清凉饮子　治上焦积热，口舌咽干鼻燥。

黄芩　黄连　薄荷　玄参　当归　芍药各一钱半　甘草一钱

便燥，加大黄。水煎服。

脾约麻仁丸《和剂》 治脾家伏火，血液燥，大便闭结。

厚朴 枳实 芍药各二两 大黄蒸，四两 杏仁 麻仁各一两半

蜜丸，温水下。

地黄汤

加味逍遥散

四物汤三方俱见中风

大补地黄丸 治下焦虚火，精血枯燥，因而便闭。

熟地四两 当归 山药 枸杞各三两 知母 黄柏各二两 山萸肉 白芍药二两 生地二两五钱 肉苁蓉 玄参各一两半

炼蜜丸，盐汤下。

新制通幽汤 治幽门不通，大便闭结，上冲吸门，呕食不下，肠燥胃闭，将成噎塞之证。

当归 红花 桃仁 韭汁 香附 牡丹

皮 苏子 桔梗 陈皮

水煎，磨槟榔五分，调和服。

朱砂芦荟丸 治大便不通。

朱砂研如飞面，五钱 真芦荟研细，七钱

滴好酒少许为丸，每服一钱二分，好酒服。朝服暮通，暮服朝通，须天晴时修合。

火证章

大意

火乃天地间真阳之气。天非此火，不能生物；人非此火，不能有生。故凡腐熟五谷，化精气神，皆赖此真阳之火，名曰少火。及情窦既开，动过乎静，动始阳生，动极阳亢，亢则火爆，偏胜而病者，皆亢阳之火，名曰壮火。《汇补》 壮火食气，少火生气。《内经》 所以少火之火，无物不生；壮火之火，无物不耗。可见火与元气，势不两立，一胜则一负，故曰：火为元气之贼。东垣

内因

恚怒则火起于肝，忧思则火起于脾，醉饱则火起于胃，房劳则火起于肾，悲哀则火起于肺，过喜则火起于心。心为君主，自焚则死矣。《内经》

外候

诸痛疮疡，诸腹胀大，诸病有声，鼓之如鼓，诸呕吐酸，暴注下迫，皆属于热。诸热瞀瘛，诸逆冲上，诸躁狂越，诸禁鼓栗，如丧神守，诸病胕肿，疼酸惊骇，诸转反戾，水液浑浊，皆属于火。《内经》言属热者，君火之病；属火者，相火之证，不可不辨。

火分各经

掉眩瘛疭，胁痛目赤，肝火动也；悲笑谵妄，口舌疮疡，心火动也；腹胀有声，口臭唇肿，脾火动也；喘咳烦闷，鼻塞衄衄，肺火动也；梦遗精浊，躁扰牙宣，肾火动也。目黄口苦，耳鸣胀痛，胆火动也；多作腹痛，血淋溺浊，小肠火也；呕吐嘈杂，面浮龈肿，胃家火也；暴泻黄赤，便结不通，大肠火也；癃闭淋沥，遗溺混浊，膀胱火也；喉痹昏昧，头眩格食，三焦火也；阳事频举，不交精泄，命门火也。《六要》 大概属肝者，诸风之火；属脾胃者，诸湿痰火；属心肺者，诸热实火；属肾者，诸虚阴火。散于各经，浮游之火。入气分，无根之火；入血分，消阴伏火。故曰：诸病寻痰火，痰火生异证。《入门》

火升有三

气从左边起者，肝火也；气从脐下起者，阴火也。气从涌泉穴起者，虚之甚也。丹溪 要知上升之气，自肝而出，中挟相火。自觉冷者，非真冷也，乃火极似水耳。《原病式》

虚火有五

有劳倦内伤，身热无力，为气虚火者；有失血之后，阴分转剧，为血虚火者；有遇事烦冗，心火焦灼，为阳强病者；有房室过度，肾水不足，阳光上亢，为阴虚火者；有老弱病后，吐泻脱元，上热下寒，为阳虚火者。《汇补》

郁火有三

有平素内热，外感风寒，腠理闭塞而为郁热者；

有恚怒不发，谋虑不遂，肝风屈曲而为郁火者；有胃虚食冷，抑遏阳气于脾土之中，四肢发热，扪之烙手而为火郁证者。《汇补》

虚实分辨

大约实火之热，日夜无间，口渴能饮，大便坚闭；虚火之热，向夜潮热，口燥不饮，大便不闭。《入门》 然实火亦有日晡潮热者，如外感阳明里证是也；虚火亦有昼夜俱热者，如气血两虚之证也；实火亦有大便泄泻者，如暑湿气食之证也；虚火亦有大便干燥者，如产后病后及老弱血枯便燥是也。当合兼症脉息辨之。《汇补》

脉法

脉浮虚数为虚火，脉沉实数为实火，各随部位以断何经之火。《汇补》

死候

卒病暴死，皆属于火。《内经》 盖因喜、怒、悲、恐、惊五者，偶有过中，心火暴甚，肾水不能救之，则阳亢阴竭，卒然不省，故曰：五志之火动极，不治。丹溪又有多谋、多怒、多欲之人，厥阳之火，无时不动，既已有病，尚尔不息，煎熬真阴，渐致危殆，阴虚则惫，阴绝则死。盖一水不能胜五火也。丹溪

火宜静养

火之为物，静则退藏，动则亢上，不拘五脏六腑十二经中，动皆属火。当恬淡虚无，镇之以静，使道心常为一身之主，而人心听命焉，彼诸火者，将寂然不动，何酷烈暴悍之有？《六要》

总治

火之性不同，在心者，位尊丽上，主宰一身，谓之君火；在肾肝者，感心而动，代君行令，谓之相火。君火正治，相火反治。故虚火补之，实火泻之，郁火发之，浮火敛之。又曰：降有余之火，在于破气；降不足之火，在于滋阴。《汇补》

分治

心火者，譬诸柴薪之火，可以湿伏，可以水灭，可以直折，宜苦寒凉剂，逆其性而正治之，所谓热淫所胜，治以咸寒也，三黄汤、当归六黄汤、天王补心丹之类。命门火者，譬诸亢龙之火，遇雨则焚，

得湿则燔，人身阳虚之火，不可以寒凉直折，宜辛温之品，随其性以反佐之，所谓据其窟穴而招之也，八味丸、附子理中汤之类。肝火者，譬诸雷电之火，郁蒸愈发，阴湿愈炎，或出地而上升，或与龙而并见。人身肝家之火，挟气郁者，宜顺气以导之，所谓气降则火自降也；挟血燥者，宜养血以濡润之，所谓肝气为阳为火，肝血为阴为水也，逍遥散之类；挟湿热者，宜清湿以解之，所谓湿病多自热生，热去而湿自除也，左金丸、当归芦荟丸之类；挟脾虚者，宜培脾以调肝火，所谓木来侮土，则当培土以泻水也，六君子加黄连、白芍之类；肝自虚者，宜补肝以胜其火，所谓肝气太旺，肝亦自伤，则当敦土以培木也，六君子加当归、白芍；挟肾虚者，宜滋肾以抑肝，所谓乙癸同源，肾肝同治也，地黄汤加当归、白芍，或加柴胡、山栀之类。肾火者，譬诸灯烛之火，得水则爆，添火则竭，惟以膏油加之，则光明不绝。人身下焦阴火上炎，得苦寒之品则真水愈虚，宜滋其精液，所谓壮水之主以制阳光也，地黄丸加麦冬、五味之类。脾火者，譬诸红炉之火，得湿则灭，得木则烟，以灰覆之则温暖长存。人身脾家之火，得苦寒之剂，则食少泻多；得恼怒之气，则面青口苦。故劳倦伤脾发热者，宜培补中气，养其化源，所谓甘温能除大热也，补中益气加减；生冷滞脾发热者，宜升阳开胃，佐以舒脾，所谓火郁发之也。火郁汤

用药总法

大率肝火用柴胡、赤芍，胆火用柴胡、胆草，心火用黄连、连翘，肺火用黄芩、山栀，脾火用黄连、白芍，肾火用黄柏、知母，大肠火用条芩、大黄，小肠火用木通、灯心，胃火加石膏、花粉，膀胱火用山栀、泽泻，三焦火用玄参、山栀。此皆治热淫邪胜实火之药也。若稍涉虚者，不拘此法。凡君火炽盛，尺寸脉俱大，用诸寒药直折其火。转甚者，须用姜汁炒药，或酒制炒，则火自伏，此寒因热用之法也。凡相火炽盛，两尺俱大，寸脉反静者，不可用寒凉，惟黄柏同肉桂并用，随其性而下行，使心肾之火交于顷刻。然左尺脉独大者，不可用黄柏；右尺脉独大者，不可用肉桂。又两手尺寸脉不

大，但微无力，或浮数无伦者，亦不可用黄柏。虽有烦燥火盛，乃虚阳发露，宜用肉桂、附子同诸补药，煎成冷服，则无拒格之患，此热因寒用之法也，如误用寒药者死。凡火证左尺脉微细者，宜地黄汤丸，加麦冬、五味；右尺脉微细者，八味地黄汤丸；左关肝脉无力者，宜逍遥散，或加人参、麦冬、生地、陈皮；右关脾脉无力者，宜补中益气汤，加白芍、丹皮、麦冬；左寸心脉无力者，宜归脾汤；右寸肺脉无力者，宜生脉散。其出入加减，于各方中与病合宜者采用之。凡火过盛，必缓之以生甘草。童便降火甚速，火证见血者宜之；人中白降龙雷之火，阴虚者宜丸药中用之。火起脐下，小腹唧唧有声者，阴火也，败龟甲主之；火从足底涌泉穴起，用附子末，津调抹足心下，加蓖麻子尤验。

火证选方

三黄汤东垣　治膏粱醇酒太过，积热上中二焦，变诸火证。

黄连　黄芩　黄柏各一钱　炒山栀　玄参各八两　知母一钱半　石膏二钱　甘草七分

灯心水煎服。

单用前四味，名解毒汤。为丸，名栀子金花丸。去栀子，又名三补丸，一名三黄丸。

泻白散钱氏　治肺火实盛。

桑白皮炒　地骨皮各一两　甘草炒，五钱

王海藏加黄芩、山栀。

泻青丸　治肝火实盛生风之证。

当归焙，秤　川芎　山栀　龙胆草焙，秤　羌活　防风　大黄煨

各等份，末之，蜜丸鸡豆大。每服一丸，煎竹叶汤，同砂糖温水化下。

清胃散　治胃火。

生地三分　当归三分　丹皮五分　黄连三分　升麻一钱

加连翘、甘草、赤芍药，水煎。

回令丸丹溪　治肝火。

黄连六两　吴茱萸一两

为末，粥丸。

导赤散钱氏　治小肠火。

生地　木通　甘草等份

为末，每用三钱，入竹叶七片，煎服。

泻心汤钱氏　治心火。

黄连一味，酒炒。加大黄、黄芩，名三黄泻心汤。

凉膈散　治火郁上焦。

大黄　朴硝各五钱　甘草　连翘　栀子　黄芩　薄荷各一两半

为末，每服一两，水二盏，竹叶七片，煎服。

白虎汤方见发热

黑奴丸　治热毒发斑，烦燥大渴倍常，时行热病，六七日未得汗，脉洪大而数，面赤目胀，身痛大热，狂躁欲走。又五六日以上不解，热在胸中，口噤不能言，为坏伤寒病，医所不治，弃为死人。精魂已竭，心下才暖，拨开其口，灌药下咽即活。

黄芩　釜底煤　芒硝　麻黄　灶突墨　梁上尘　小麦奴各一两　大黄一两二钱

为末，蜜丸如弹子大，新汲水化下，饮尽，当足寒汗出乃瘥。若时顷不汗出，再服一丸，见微利。若不大渴，不可与此药。

以上诸方，皆治实火之剂。

大补阴丸　治下焦相火。

黄柏一味，炒褐色，粥丸，或水丸。

坎离丸丹溪　一名滋肾丸。治相火上炎。

黄柏　知母　肉桂

逍遥散《易简》　治肝、脾二经血虚火证。

当归　白芍药　白术　白茯苓　柴胡各一钱　甘草五分

水煎。薛立斋加牡丹皮、山栀，名加味逍遥散。古方逍遥散，即前方，中无牡丹皮、山栀，有薄荷、陈皮、地骨皮。

地黄汤 治肾虚火证，用此壮水之主以制阳光。方见中风

上渴足冷者，方中加肉桂、五味子；上渴足暖者，加麦冬、五味。

四物汤 治血虚火证。

四君子汤 治气虚火证。

补中益气汤 治元气下陷。阴火上炎。

十全大补汤 治火证气血两虚者。

人参养荣汤 治心脾肾三经俱虚火证。五方俱见中风

火郁汤东垣 治火郁于中，不得舒散，因内伤生冷，抑遏阳气于脾土中而发热者。

升麻 葛根 白芍药 柴胡各一钱 甘草

防风各五分

加独活，名升阳散火汤。每服三四钱，水二盏，加连须葱白三寸，煎服。

防风通圣散河间　治郁火证，因内有积热，外为风寒所束而发热者。

防风　川芎　当归　赤芍药　连翘　薄荷　麻黄　大黄　芒硝各半两　桔梗　石膏　黄芩各一两　白术　山栀　荆芥各二钱半　滑石三两　甘草二两

上为末，每服二钱，水一盏，姜三片，煎服。又名双解散。

卷之二

内因门

气证章

大意

气者，氤氲浩大之元气。当其和平之时，源出中焦，总统乎肺。《原病式》 在外则护卫皮毛，充实腠理；在内则导引血脉，升降阴阳，周流一身，运行不息。《指掌》 脏腑之所以相养相生者，皆此气也。盛则盈，衰则虚；顺则平，逆则病。《绳墨》

内因

百病皆生于气也。怒则气生，喜则气缓，悲则气消，恐则气下，寒则气收，热则气滞，惊则气乱，劳则气耗，思则气结，忧则气沉。《内经》 凡七情之交攻，五志之间发，乖戾失常，清者遽变而为浊，

行者抑遏而反止，营运渐远，肺失主持，气乃病焉。《原病式》

外候

气之为病，生痰动火，升降无穷，燔灼中外，稽留血液，为积为聚，为肿为毒，为疮为疡，为呕为咳，为痞塞，为关格，为胀满，为喘呼，为淋沥，为便闭。《绳墨》为胸胁胀疼，为周身刺痛，久则凝结不散。或如梅核，窒碍于咽喉之间，咯咽不下；或如积块，攻冲于心腹之内，发则痛绝。《汇补》

脉法

下手脉沉，便知是气。沉极则伏，涩弱难治。《玄要》大凡气病轻者，肺脉独沉；重者，六脉俱沉。又气病轻者，肝脉独弦；重者，脾脉亦弦也。《汇补》

女人多气

男子属阳，得气易散；女子属阴，得气多郁。故男子气病少，女子气病多。《正传》况娇养纵妒，性偏见鄙，或孀媳婢妾，志念不伸，恚愤疑忌，抑郁无聊，皆足致病。《汇补》

七情病异

喜怒惊恐，属心胆肾经，病则耗散正气，为怔忡失志，精伤痿厥，不足之病；怒忧思悲，属肺脾肝经，病则郁结邪气，为颠狂噎膈，肿胀疼痛，有余之病。《玉册》

五志相胜

五志所伤，以所胜者平之。悲可以治怒，以怆恻苦楚之言感之；怒可以治思，以污辱欺罔之言触之；思可以治恐，以虑彼忘此之言夺之；恐可以治喜，以迫遽危亡之言怖之；喜可以治悲，以谑浪亵狎之言娱之。凡此法者，必诡诈谲怪，无所不至，然后可以动其耳目，易其视听也。又热可以治寒，寒可以治热，逸可以治劳，习可以治惊，若徒事汤药，失所务矣。子和

气证总治

调气之法，结者散之，散者收之，损者益之，逸者行之，上之下之，摩之浴之，薄之劫之，开之发之，气虚者掣引之。《素问》 滞者导之，郁者扬之，热者清之，寒者温之，偏热偏寒者，反佐而行

之。挟湿者，淡以渗之；挟虚者，补而养之。《六要》虚甚者，补敛之；浮越者，镇坠之。《汇补》

气病变火

气本属阳，亢则成火。《六要》气有余，便是火也。《原病式》故滞气、逆气、上气，皆气得炎上之化，有升无降，蒸熏清道，甚至上焦不纳，中焦不化，下焦不渗，宜清降气道。化气丸加黄连、山栀。若概用辛香燥热之剂，是以火济火矣。丹溪

气病成痰

有寻常外冒四气，内着七情，或偏食厚味，致清浊相干，噫气少食，或痞或痛，此属气也。然有屡用辛温，暂开复结，愈劫愈滞，蔓延日久，为吞酸，为嘈杂，此乃气生痰之证也。若徒用香燥，则津液枯涸，痰凝血瘀，结成窠囊，为痛为呕，乃反胃噎膈之渐也。惟当平补调疏，使脾胃清和，则气道健行，痞塞自解。《六要》

气兼痰火

气与痰火，同出异名，三者凑合，重则卒暴眩仆，轻则胀痛痞塞。故治气者，不治其火则气不降，

不治其痰则气不行，故清痰降火，为治气之关节也。《汇补》

辛香暂用

辛香之剂，但治初起郁结之气，借此暂行开发。稍久气郁成热，便宜辛凉以折之，最忌香燥助火。如明知伤冷受寒而病者，方敢温散，亦暂法也。丹溪

气病和血

气主煦之，血主濡之。《难经》 一切气病用气药不效者，乃气滞而血不能波澜也，宜少佐芎、归活血，血气流通而愈，乃屡验者。故妇人宜调血以理气，男子宜调气以养血。《医鉴》

气虚补脾

气因于中。《内经》 故中州为元气之母，俗云气无补法者，此为气实人言也。如脾虚正气不行，邪着为病，当调理中州，复健运之职，则浊气降而痞满除。如不补气，气何由行？丹溪 六君子汤加减之。

气虚和肝

上升之气，自肝而出。《原病式》 故性躁多怒之

人，肝木必旺，肝旺则乘脾，宜用伐肝之药。然克削太过，肝木未平，而脾土先受其害，脾益虚矣。《准绳》况造物之理，太刚则折，肝气过旺，肝亦自伤，不但脾虚，而肝亦虚矣。所以气病久而肝脾两虚者，宜调脾和肝，逍遥散出入治之。《汇补》

气虚补肾

肺为主气之标，肾为主气之本。肾虚气不归元，冲脉之火，主冲清道，为喘呼，为呃忒，为呕哕，为不得卧下，皆当从下焦补敛之法。不知者泛用调气、破气，而终不下降者，气之所藏，无以收敛也。必佐以补肾，而气始归元。《入门》气喘，用观音应梦散；呃逆，用桂附理中汤；卧不下，用八味丸。大凡纳气归元，用砂仁、补骨脂、五味、胡桃肉之类。

气证用药

主以宽中散。胸满，加苏梗、枳壳；心下满，加枳实；腹胀，加厚朴、大腹皮；胁痛，加柴胡、橘叶；腹痛，加乌药、枳壳；小腹痛，加青皮；郁气，加抚芎、苍术；怒气，加木香、沉香；挟冷，加干姜、肉桂；挟热，加姜炒山栀；挟虚，加人参；实满，加大黄。大约青皮破肝气，多用损真元之气；枳壳泻滞气，过服泻至高之气。香附散郁气，须制过；木香调诸气，兼泻肺。橘红专泻，陈皮兼补，厚朴平胃气，前胡下气推陈，沉香降诸气。乌药、川芎、紫苏，俱能散浊气从汗而散；槟榔、大腹皮，能使浊气下行而去后重，有积者宜之；莱菔子、苏子、杏仁，下气润燥，肺气滞于大肠者宜之；豆蔻、沉香、丁香、檀香，辛热能散滞气，暴郁者宜用，稍久成火者忌用，须以姜炒山栀从治之。

以上皆疏肝有余，气病要药。若兼痰火，兼积滞，兼血有余不足，各随加减。调气用木香，然木香性温上升，如郁气不舒，固宜用之。若阴火上冲，胸喉似有气滞而非气者，则不可用木香以助火，当加黄柏、知母，少佐枳壳。血虚气滞，四物汤加香附、陈皮；阴虚气滞，地黄汤加沉香、石斛、砂仁；阳虚气滞，四逆汤加肉桂、补骨脂；气虚气滞，六君子汤加益智、苏梗。肥人气滞必挟痰，以二陈汤加香附、枳壳，燥以开之，甚者加苍术、白芥子；

瘦人气滞必挟火，宜苏子、山栀、归、芍，降以润之。妇人性执属阴，易于动气，痞闷胀满而痛，上凑心胸，或攻筑胁肋，腹中结块，月水不调，或眩晕呕吐，往来寒热，一切气候，正气天香散、四七汤酌用之。如气不升降，痰涎壅盛者，苏子降气汤；气不归元，以补骨脂为主，取其壮肾气，以收浊气归就膀胱，使气化而出也。或白术亦可，以其能和胃，胃和则气自归元。此为脾肾两虚者立法也。若肺肾两虚，气不归元，喘促不卧者，宜五味子、胡桃、人参之类。气郁久则中气伤，不宜克伐，宜归脾、逍遥二方，佐以抚芎、香附、枳壳以舒郁。胎产同法。

气证选方

宽中散 统治气证。

白豆蔻二两　甘草炙，五两　木香三两　厚朴一斤　砂仁三两　丁香　青皮　陈皮各四两　香附三两

为末，每服二钱，生姜水煎服。脾胃虚人，

不可多用，当以六君子兼之。

四磨汤 治怒忧悲思，气滞于中。

乌药　枳壳　槟榔　沉香

四件，各磨半小杯，温服，和。

一法：以二陈汤同用，或煎或磨入同服，更效。《济生方》中所载，内有人参，无枳壳。

正气天香散河间　治九气。

乌药三两　香附八两　陈皮　紫苏　干姜各一两

为末，每服一钱，淡盐汤调。

苏子降气汤《和剂》　治虚阳上攻，气不升降，痰涎壅盛。

苏子二钱半　厚朴一钱　陈皮一钱　半夏二钱半

前胡二钱　沉香七分　甘草一钱

生姜水煎服。虚冷人，加肉桂五分，当归、黄芪各一钱。

一法：去肉桂，加桑白皮、白术，治哮喘

嗽证。愚意：哮喘嗽证初起，不宜用白术，当以茯苓代之。若久而易感常发者，丸方中竟用白术以治痰之源。

忿气饮 治忿怒太过，肝气上升，肺气不能降者。

紫苏 半夏 青皮 陈皮 大腹皮 赤苓 桑皮 白芍药 木通 甘草

四七汤《和剂》 治七情结成痰涎，状如破絮梅核，在咽喉之间，或中脘痞满，气不舒快，痰涎壅盛，上下喘息，或呃逆恶心。兼治忧思过度，小便白浊者，以此药下青州白丸子，最效。

厚朴九分 茯苓一钱二分 半夏一钱半 紫苏六分

生姜水煎服，治妇人恶阻，大效。

木香化滞汤 治气食湿面，结于中脘，腹内微痛，心下痞，不思食。

枳实五分 柴胡四分 木香三分 陈皮五分 甘草一分 半夏一钱半 草豆蔻五分 当

归二分　红花一分　生姜

流气饮子　治心胸痞满，膨胀呕吐，面目、四肢浮肿，二便闭塞，及忧思太过，郁结成疾。又治脚气肿痛，上喘作胀，大便不通，及气攻肩背、胸胁，走注疼痛。

苏叶　青皮　当归　芍药　乌药　茯苓　桔梗　半夏　川芎　黄芪　枳实各一钱　甘草　陈皮　木香　大腹皮　槟榔　防风　枳壳各五分

生姜、枣子，水煎服。

木香流气饮《和剂》　治清浊不分，膨胀浮肿，二便不利，口苦咽干。但此方药味太多，似难执定，用者因时制宜可也。

半夏制，二两　青皮　厚朴制　紫苏　香附炒　甘草炙，各二斤　陈皮二斤　肉桂　蓬术煨　丁香　槟榔　麦门冬去心　木香　草果各六两　木通八两　藿香　白芷　赤苓　白术　木瓜　人参　石菖蒲各四两　大腹皮制，六两每服四钱，姜、枣，水煎服。

四炒枳壳丸 治气血内滞，胸腹膨胀。

枳壳一斤，分四分，以苍术、茴香、莱菔子、干漆，各炒一分，令焦，拣去四味，止用枳壳，为末，将原四味煎汁，打糊丸如桐子大。每服五十丸，白汤下。

推气散 平肝降气。

枳壳 肉桂 芍药 青皮

蟠葱散《和剂》 治冷气不行，攻刺心腹。

延胡索三两 肉桂 干姜炮，二两 苍术炒，八两 甘草炙，八两 砂仁 丁皮 槟榔各四两 三棱煨 蓬术煨 茯苓 青皮各六两

为末，每服二钱，葱白煎服。

盐煎散 治冷气攻冲，胸胁刺痛，及脾胃虚冷，呕吐泻利。

砂仁 甘草 茯苓 草果 肉果 川芎 茴香 澄茄 麦芽 槟榔 良姜 枳壳

厚朴　陈皮　羌活　苍术

入盐少许，煎服。

栀子解郁方　治气有余便是火之证。此药能解五脏结气，益少阴阴血。

栀子一味，炒黑为末，以姜汁入汤同煎，饮之。凡郁热证药中，加姜炒山栀，其义实出于此。

沉香化气丸　治气郁久而成热，便闭不通，用此润下之。

坚大黄　黄芩　沉香　人参　白术

为末，入竹沥、姜汁少许，为丸，淡姜汤下一钱。

越鞠丸丹溪　治气郁久病，用此开郁清解。

茅山苍术米泔炒　抚芎　香附各二两　山栀炒　神曲各一两五钱

为末，滴水丸如绿豆大，白汤下百粒。

以上诸方，治气家有余实证。若虚弱者，

以后法治之。

四君子汤 治气证脾胃虚而食少泻多，脉虚濡，不可克削破气者。

六君子汤 治气证脉虚，属脾虚挟痰者。二方俱见中风

生脉散 治气虚脉虚。方见暑证

归脾汤 治喜恐惊劳，气散于内，并治房劳后着气，厥逆不省，少顷复醒，而脉虚细者。用此养元，不可服破气药。

补中益气汤 治劳倦后着气，或久病后气逆不通，用此补气而气自行。二方俱见中风

观音应梦散《夷坚志》 治气虚脉弱，喘呼不卧者。

人参一寸　胡桃二枚

水煎服。一方加五味子、杏仁。

理中汤 治中风虚寒，馁弱不振，虚胀虚泻，胸腹胀满，按之濡而不硬者。方见中寒

八味丸 治气虚属房劳伤肾，真火不能生脾土，因而腹胀足肿，腰痛溺短者。方见中风

养正丹《和剂》 治上盛下虚，气升不降，元阳亏损，气短身羸，及中风涎潮，不省人事，伤寒阴盛，自汗唇青，妇人血气久冷。

水银 黑锡去渣净秤，与水银结砂子 朱砂研 硫黄研，各一两

用铁盏一只，火上熔黑铅成汁，下水银，以柳条搅；次下朱砂搅，令不见星；放下少时，方入硫黄末，急搅成汁，和匀。如有焰起，以醋洒之。候冷取出，研极细，煮糯米糊丸绿豆大。每服三十丸，盐汤、枣汤任下。

血证章

大意

血者，水谷之精气也。《玉机》 饮食入胃，取汁

变化，生于脾，总统于心，藏于肝，宣布于肺，施泄于肾。《内经》和调五脏，洒陈六腑，其入于脉也，源源而来，灌溉一身。《玉机》目得血而能视，耳得血而能听，手得血而能摄，掌得血而能握，足得血而能步，脏得之而能液，腑得之而能气。《内经》是以出入升降之道，濡润宣通者，皆血之使然也。生化旺则诸经由此而长养，衰耗竭则百脉由此而空虚。《玉机》

内因

天地之道，阳常有余，阴常不足，故人身精血难成而易亏。丹溪　女子二七而经行，七七而经断；男子二八而精通，八八而精竭。《内经》可见阴气之成，止供三十年之运用，已先亏矣，况人之情欲无涯。丹溪　喜怒不节，起居不时，饮食自倍，荣血乱行，内停则为蓄血，外溢则为渗血。《汇补》

外候

妄行于上则吐衄，衰涸于内则虚劳，流渗于下则便血，热蓄膀胱则溺血，渗入肠间为痔血。阴虚阳搏为崩中，湿蒸热瘀为血痢，热极腐化为脓血。

火极似水，色紫黑。热胜于阴，为疮疡；湿滞于血，为瘾疹；热极沸腾，为发斑。蓄在上，令人喜忘；蓄在下，令人如狂。堕恐跌仆，则瘀恶凝结；内滞痰污，则癥瘕积块。《玉机》

血分经来

从肺而溢于鼻者为衄，从胃而逆于口者为吐，从肾而夹于唾者为咯，从嗽而来于肺者为咳。又痰涎血出于脾，牙宣出于肾，舌衄出于心。《绳墨》 肌衄出于心肺，腘血出于膀胱。《汇补》

血分轻重

大概血病于内，瘀则易治，干则难医；血走于外，下流为顺，上溢为逆。凡血证身无潮热者轻，有潮热者重。如九窍出血，而兼身热不能卧者，死。惟妇人产后瘀血妄行，九窍出血，有用逐瘀之药而生者，不可遽断其必死。若无故卒然暴厥，九窍出血者，死；久病之人，忽然上下见血，亦死。所谓阳络伤则血外溢，阴络伤则血内溢也。《汇补》

脉法

脉者，血之府也。注于脉，少则涩，盛则滑，充则实，衰则虚，虚甚则微细，此其常也。若失血而脉反洪大中空者，即为芤脉。盖阴血既亏，阳无所依，浮散于外，故见此象。所以产后、失血后，恒得芤大之脉，设不明辨，误用寒凉则谬。叔承 故崔氏曰：诸证失血，皆见芤脉，随其上下，以验所出。又尺脉滑而疾者，亦为血虚。肝脉弦而紧，证兼胁痛者，有瘀血。大凡失血，脉滑小沉弱者，生；实大急数者，死。《脉经》

总治

血证有四：曰虚，曰瘀，曰热，曰寒。治血之法有五：曰补，曰下，曰破，曰凉，曰温是也。血虚者，其证朝凉暮热，手足心热，皮肤干涩甲错，唇白，女子月事前后不调，脉细无力，法宜补之。血瘀者，其证在上则烦躁，漱水不咽；在下则如狂谵语，发黄，舌黑，小腹满，小便自长，大便黑而少，法宜下之。在女子则经停腹痛，产后小腹胀痛，手不可按，法宜破之。血热者，其证吐衄咳咯溺血，午后发热，女子月事先期而来，脉弦而数，法宜凉之。血寒者，其证麻木疲软，皮肤不泽，手足清冷，心腹怕寒，腹有块痛，得热则止，在女子则月事后期而痛，脉细而缓，法宜温之。又有吐衄便血，久而不止，因血不能附气，失于归经者，当温脾肾二经。脾虚不统摄者，用姜、附以温中焦；肾虚不归经者，用桂、附以温命门。皆温之之法也。《六要》

调气

气血者，同出而异名也。故血随气行，气行则行，气止则止，气温则滑，气寒则凝。凡凉血必先清气，气凉则血自归经。《入门》 活血必先顺气，气降而血自下行；温血必先温气，气暖而血自运动；养血必先养气，气旺而血自滋生。《汇补》

血虚补气

阳生则阴长，血脱则益气。仲景 凡上下血溢，大出不止者，宜甘补之品，急补元气。三锡 盖血病每以胃药收功，胃气一复，其血自止。《入门》 昧者不知调理脾胃之法，概用滋阴，致食少泻多，皆地黄纯阴泥膈之故也。三锡

血气所本

脾为后天之本，三阴之首也，脾气健则元气旺

而阴自固；肾为先天之本，三阴之蒂也，肾水足则龙火潜而阴亦宁。故血证有脾虚者，当补脾以统其血；有肾虚者，当壮水以制其阳；有肾中阳虚者，当益火以引其归。能于三法而寻绎之，其调摄血门一道，思过半矣。《汇补》

血家禁戒

亡血家不可发汗，汗之则筋脉失养，变为筋惕肉瞤，甚者必发痉。仲景　宜养荣以救之。《汇补》

用药

常法，以四物汤为主。血瘀，加桃仁、红花、苏木、丹皮；血滞，加玄胡索、香附、蒲黄、牛膝；血溢，加藕节、柏叶、小蓟汁、童便、茅花、京墨汁；血崩，加续断、荆芥穗、阿胶、艾叶；便血，加地榆、槐角、阿胶。血痛在肢节，加乳香、没药；在心腹，加蒲黄、五灵脂。血虚，加枸杞、苁蓉；血燥，加乳酪、蜂蜜；血热，加天冬、生地；血寒，加干姜、肉桂。活血，加韭汁、牛膝；养血，加丹参、秦艽。其间审择采用以为佐使，存乎其人。至于君主之方，当遵虚实大法。实热者，犀角地黄汤；

虚热者，四生丸、生地黄散；虚寒者，建中汤、理中汤。细而分之：血证肝虚者，逍遥散；肺虚者，麦冬饮子；肾虚者，地黄汤；心虚者，归脾汤；脾虚者，异功散。若再进而五脏兼病者，又当推而互之。肾虚而肺家有火者，地黄汤加麦冬、山栀、贝母、沙参；肾虚而肺气衰耗者，地黄汤加麦冬、五味，肺脉虚甚者再加人参；肾虚而下焦寒冷者，地黄汤加肉桂、五味。脾虚而元气下陷者，补中益气汤；脾虚而荣卫两弱者，人参养荣汤。脾肾两虚，上焦有热者，清宁膏；脾肾两虚，下焦阴寒者，八味丸。脾肾两虚，中下二焦俱寒者，理中汤加肉桂、补骨脂。夫血证而用炮姜、肉桂、附子、理中、建中、八味者，因外有假热，内有真寒，孤阳浮露，血不能藏，故用温剂以吸血归元，乃变病变法也。《汇补》

血证选方

四物汤 统治血证。方见中风

丹溪方 治一切火载血而上升之证。

四物汤加山栀、童便、姜汁，或用韭汁、童便，相和服之。

犀角地黄汤《活人》 治上焦实热血溢之证。

犀角 白芍药各一钱 生地黄四钱 丹皮一钱半

水煎服。一方有黄芩、黄连、大黄，无芍药、丹皮。

四生丸 治火证上焦吐衄。

生荷叶 生柏叶 生艾叶 生地黄各等份

捣为丸，鸡子大，每服一丸，水煎服。

生地黄饮子 治虚热血证。

生地 熟地 黄芩 地骨皮 天门冬 白芍药 甘草 银柴胡 麦门冬 黄芪各等份

水煎。

理中汤 治血证久不止，属中焦脾胃虚寒不能统血者。方见中寒

建中汤仲景　治脾虚肝旺，中气衰馁而失血，证属虚寒者。

肉桂　甘草炙，各一钱半　芍药三钱　大枣二枚　胶饴半合　生姜一钱半

水煎服。加当归、白术、人参，以治血家虚寒证。

逍遥散　治肝虚内热血证。方见火证

麦冬饮子　治肺虚内热血证。

麦冬　黄芪　当归　生地　人参　五味子　阿胶

挟痰，加贝母。水煎服。

地黄汤　治肾家阴虚血证。

归脾汤　治劳心过度血证。二方俱见中风

异功散　治脾虚血证，食少泻多者。

人参　白术　茯苓各一钱半　甘草　陈皮各七分　姜三片　枣二枚

即六君子汤减去半夏，以血家忌用半夏也。

生脉散 能养脾保肺，随所见症，或与地黄汤同用，或与异功散合用。方见暑证

补中益气汤 治失血久而元气下陷者。

人参养荣汤 治血证心、肝、脾三经荣卫两虚者。二方俱见中风

清宁膏 治血家脾、肺、肾三经俱虚，不可寒凉，又不可温燥者。

葳蕤 橘红 百合 贝母 甘草 桔梗 龙眼 薏苡仁 麦门冬 石斛 生地 白术

河水煎膏，空心，滚汤化下五匙。此方亦可作煎剂服。如病人胸膈不宽，食少作胀者，减去生地；如咳痰不清，嗽甚见血者，减去白术。

八味丸 治血病上热下寒，两足清冷，尺脉微细者。方见中风

痰证章

大意

痰属湿，津液所化。《杂著》 行则为液，聚则为痰，流则为津，止则为涎。《绳墨》 百病中多有兼痰者。丹溪

内因

人之气道，贵乎清顺，则津液流通，何痰之有？若外为风暑燥湿之侵，内为惊怒忧思之扰，饮食劳倦，酒色无节，荣卫不清，气血浊败，熏蒸津液，痰乃生焉。《汇补》

外候

痰之为物，随气升降，无处不到，为喘为嗽，为呕为泻，为眩晕心嘈，为怔忡惊悸，为寒热肿痛，为痞满膈塞，或胸胁辘辘如雷鸣，或浑身习习如虫行，或身中结核，不红不肿，或颈项成块，似疬非疬，或塞于咽喉，状若梅核，或出于咯吐，形若桃胶，或胸臆间如有二气交纽，或背心中常作一点冰

冷，或皮间赤肿如火，或心下寒痛如冰，或一肢肿硬麻木，或胁梢癖积成形，或骨节刺痛无常，或腰腿酸刺无形，或吐冷涎绿水黑汁，或梦烟火剑戟丛生，或大小便脓，或关格不通，或走马喉痹，或齿痛耳鸣，以至劳瘵癫痫，失音瘫痪，妇人经闭带下，小儿惊风搐搦，甚或无端见鬼，似祟非祟，悉属痰候。王隐君

痰分五脏

生于脾，多腹痛膨胀，或二便不通，名曰清痰；或四肢倦怠，或久泻积垢，或淋浊带淫，名曰湿痰；若挟食积瘀血，内成窠囊癖块，外为痞满坚硬，又名食痰；留于胃脘，多吞酸嘈杂，呕吐少食，噎膈嗳气，名曰郁痰；或上冲头面烘热，或眉棱鼻頞作痛，名曰火痰；若因饮酒，干呕嗳气，腹痛作泻，名曰酒痰；升于肺，则塞窍鼾睡，喘息有声，名曰中痰；若略有感冒，便发哮嗽，呀呷有声，名曰伏痰；若咽干鼻燥，咳嗽喉痛，名曰燥痰；久之凝结胸臆，稠黏难咯，名曰老痰；七情过多，痰滞咽喉，咯之不出，咽之不下，胸胁痞满，名曰气痰；迷于

心，为心痛惊悸，怔忡恍惚，梦寐奇怪，妄言见祟，癫狂痫喑，名曰惊痰；动于肝，多眩晕头风，眼目瞤动，耳轮搔痒，左瘫右痪，麻木蜷跛，名曰风痰；停于膈上，一臂不遂，时复转移一臂，蓄于胁下，胁痛干呕，寒热往来，名曰痰饮；聚于肾，多胫膝酸软，腰背强痛，骨节冷痹，牵连隐痛，名曰寒痰，又名虚痰。《入门》

痰病分辨

痰证初起，停留中焦，头痛寒热，类外感表证；久则停于脾肺，潮咳夜重，类内伤阴火。又痰饮流注，肢节疼痛，类风家痹证，但痰病胸满食减，肌色如故，脉滑或细为异。《入门》

痰证察色

昔肥今瘦者，痰也；眼胞目下如烟熏黑者，痰也；目睛微定，暂时转动者，亦痰也。眼黑而行步呻吟，举动艰难，遍身疼痛者，痰入骨也；眼黑而面带土色，四肢痿痹，屈伸不便者，风湿痰也。《汇补》

痰分形色

新而轻者，形色清白稀薄，咯之易出，气味亦淡；久而重者，黄浊稠黏，咯之难出，渐成恶味。《入门》 但伤风者，痰必清薄而上有浮沫小泡；伤热者，痰必浓厚而难化；内虚者，痰亦清薄而易于化水。又味甜者属脾热，味腥者属肺热，味咸者属肾虚，味苦者属胆热，色青者属肝风，色黑者属肾水。大抵黑色为肾虚水泛，气不归元；色红为火盛凌金，血不及变。所以红痰必劳损病证居多，最宜慎重。《汇补》

痰证脉法

左右关上滑大者，膈上有痰。又关脉洪者，痰随火动；关脉伏者，痰因气滞。若痰证得涩脉者，卒难得开，必费调理。有病患一臂不遂，时复转移一臂，其脉沉细者，非风也，必有痰饮在上焦。

痰似杂证

痰饮变生诸证，形似种种杂病，不当为诸杂病牵掣作名，且以治痰为先，痰饮消则诸症愈。如头风眉棱角痛，累用风剂不效，投痰药收功；如赤眼

羞明涩痛，与以凉药弗瘳，畀痰剂获效。凡此之类，不一而足，散在各证，不能繁引，智者悟之。三锡

痰证总治

热痰则清之，湿痰则燥之，风痰则散之，郁痰则开之，顽痰则软之，食痰则消之。在胸臆者吐之，在肠胃者下之。节斋　此为实人立法也。若肺虚有痰者，宜保肺以滋其津液；脾虚有痰者，宜培脾以化其痰涎；肾虚有痰者，宜补肾以引其归藏。《汇补》

痰兼火治

有因热而生痰者，有因痰而生热者。故痰即有形之火，火即无形之痰。绳山　然究而论之，痰之未病，即身中真阴也；火之未病，即身中真阳也。苟不能平调，六欲七情，交相为害，偏胜浮越，痰得火而沸腾，火得痰而煽炽，或升于心肺，或留于脾胃，或渗于经络，或散于四肢，或滞于皮肤，或溢于咽喉，种种不同。治者欲清痰之标，必先顾其本；欲辨火微甚，须明气盛衰。盖元气盛者火必实，元气虚者火必虚。能调元气之盛衰，而痰火相安于无事矣。《汇补》

痰兼气治

痰之在内者，为涎为饮，为癖为积，攻冲胀痛，皆属气滞。时珍 然有二种之分：痰随气升者，导痰先须顺气。严氏 积痰阻气者，顺气须先逐痰。《玉机》 可见逐痰理气，各审先后。有理气而痰自顺者，治其微也；有逐痰而气方畅者，治其甚也。徐春甫

痰分燥湿

痰之外出者，为咳为咯，皆属于肺；为嗽为吐，皆属于脾。亦有二者之分，从嗽吐来者为湿痰，因脾为湿土，喜温燥而恶寒湿，故二陈、二术为要药；从咳咯来者为燥痰，因肺为燥金，喜清润而恶温燥，故二母、二冬、桔梗为要药。二者易治，鲜不危殆。《汇补》

痰兼脾肺

脾肺二家，往往病则俱病者，因脾为生痰之源，肺为贮痰之器，脏气恒相通也。故外症既现咳嗽稠痰，喉干鼻燥之肺病，又现心嘈倒饱，食少泻多之脾虚。此时若以燥药补脾则碍肺，以润药利肺则碍脾，当斟酌于二者之中，拣去苦寒香燥，务以

平调为主，泽及脾胃，而肺痰自平，不必专用清肺化痰诸药。盖脾有生肺之功，肺无扶脾之力也。《汇补》宜异功散，加苡仁、麦冬、石斛、桔梗、山药、扁豆、莲心之属。

虚痰补脾

痰之动，出于脾。丹溪 凡衰弱之人，脾虚不运，清浊停留，津液凝滞，变为痰饮者，其痰清晨愈多，其色稀白，其味亦淡。宜实脾养胃，使脾胃调和，饮食运化，而痰自不生。故治痰不知理脾，失其治也。《汇补》

虚痰补肾

痰之源，出于肾。故劳损之人，肾中火衰，不能收摄邪水，冷痰上泛者，宜益火之原；或肾热阴虚，不能配制阳火，咸痰上溢者，宜壮水之主。《汇补》

虚痰忌吐

痰之在身，如木之津，如鱼之涎，遍身上下，无处不到。节斋 故虚痰上溢者，宜补气行痰。若过用吐药，则无以滋养经络，变为肾枯骨痿。仲景

虚痰忌下

虚弱之人，中焦有痰而生病者，胃气亦赖所养，卒不可攻，攻尽则愈虚。丹溪 所以治痰用利药过多，中气受伤，而痰反易生。《汇补》

痰证用药

主以二陈汤，取半夏燥脾湿，橘红利滞气，茯苓渗湿和中，甘草益胃缓中。盖湿渗则脾健，气利则中清，而痰自化也。后人不知古人精微，谬谓药燥，而以贝母代之，殊失立法之义。夫贝母乃心、肺二经药，性能疗郁，亡血家肺中有郁火，及产乳余证，消渴，阴虚咳嗽之人，忌用燥剂，姑以贝母代之，非半夏所长。若风痰，肝脉弦，面青，四肢满闷，便溺秘涩，心多燥怒，水煮金花丸、川芎防风丸；热痰，心脉洪，面赤燥热，心痛，唇口干燥，多喜笑，小黄丸、小柴胡汤加半夏；湿痰，脾脉缓，面黄，体倦沉重，嗜卧，腹胀食不消，白术丸、局方防己丸；气痰，肺脉涩，面白，气上喘促，洒淅寒热，悲愁不乐，人参逍遥散、观音应梦散；食积痰，加山楂、神曲、麦芽、枳实，甚者必攻之，久病虚者加参、术兼补以运之；酒痰，用瓜蒌、青黛，蜜丸噙化之；如酒积痰，白龙丸。脉滑数，或弦急，症兼口干面赤，心烦嘈杂等火症者，二陈加芩、连、山栀；便秘者，加玄明粉；不已者，滚痰丸，盖痰火盛于上焦，非滚痰丸不可。脉濡缓，身体倦怠觉重者，属湿痰，宜二陈、二术、羌活、防风，气虚加参、术；若多郁悒人胃中湿痰，或周身走痛，饱闷恶心者，坠痰丸、小胃丹。脉沉滞，或滑，或结涩，兼恶心饱闷，或刺痛，属郁气挟痰，宜开郁行气，七气汤、越鞠丸。脉浮滑，见于右关，或两手关前浮大而实，时常恶心，吐清水，痞塞者，就欲吐时，以探吐之，后以小胃丹徐服。痰在膈上咽下，泻亦不去，必用吐法，胶固稠浊，非吐不可也。又痰在经络中，亦有吐法，吐中有发散之意。须先升提其气，后乃吐之，如防风、川芎、桔梗、芽茶、韭汁之类。其吐药亦有数种，瓜蒂吐热痰，蒜白吐寒痰，乌尖吐湿痰，莱菔子吐气痰，藜芦吐风痰，常山吐疟痰，参芦吐虚痰。必俟清明时，于不通风处，以布勒紧其肚，乃可吐之。若脉涩年高虚人，不可用吐法也。有人坐处，率吐痰满地，其痰不甚稠黏，此气虚不摄而吐沫也，不可用利药，宜六君子加益智以摄之。若面有红赤光者，乃阴火上炎，又当用滋阴药，地黄汤加麦冬、五味。凡人身中有块，不痒不痛，或作麻木，乃败痰失道，宜随处用药消之，外以生姜时擦之，亦不必治。若有痛处，按之无血色，坚硬如石，破之无脓，或出清水，或如乳汁，此属虚证，急于益气养荣汤中加星、半以和气血。则已成者，使化脓速破为良；其轻而未成者，必自内消，切忌刀针之类。脾家湿热生痰上逆者，治火为先，白术、枳实、黄芩、石膏之类。痰挟瘀血，结成窠囊，膈间胀闷，诸药不效者，由厚味积热，肠胃枯涸，又加怫郁，胃脘之血，为痰浊所滞，日积月累，渐成噎膈反胃。若用燥剂，其结愈甚，惟竹沥、姜汁、韭汁，可以治之，日进三五杯，后用养血健脾药。一法用神术丸，大效。痰在肠胃，可下者，枳实、大黄、芒硝之属；痰在胁下，非白芥子不能达；痰在四肢，非竹沥、姜汁不能行；在皮里膜外，亦必用之二味。在阴虚有痰，大获奇效。痰在膈上，颠狂健忘，噎膈反胃，阴虚劳嗽，半身不遂，必加竹沥，盖竹沥能养血清金润燥也。又痰阴流入四肢，令人肩背酸痛，两手软痹，医误以为风，则非矣，宜导痰汤加姜黄、木香。痰入经络成结核者，用夏枯草，人实者用海藻、昆布。阴血不足，相火上炎，肺受火凌，津液凝滞，生痰不生血者，当润剂中，加麦冬、地黄之属滋其阴，使上逆之火得返其家，而痰自息，投以二陈，立见危殆，瘦人多此证。有热在肺经而不在脾胃，致使咽喉干燥，稠痰凝结，咯不出，咽不下，当用节斋化痰丸，涤痰润燥，开结降火为上。但五液皆本于肾，肾虚无以制火，则火炎上，又当滋阴补肾以治本。尝治老年男妇，一切燥痰噎膈不舒，大便干燥，或痰结喉中咯不出，悉用清化膏以培肾壮水，兼噙化痰丸以治标，其效甚速。气虚有痰饮，肾气丸补而逐之。凡尺脉浮大，按之则涩，气短有痰，小便赤涩，足跟作痛，皆肾虚不能行，浊气泛上而为痰也，肾气丸屡验。若脉沉濡，清气不升，致浊液不降成痰者，二陈汤加枳、术、升麻。若脉细滑兼缓，痰清薄，身倦怠，肢酸软，此脾气虚而不能运化有痰也，六君子加姜汁、木香。若脉浮濡，易于伤风痰嗽，此肺气虚不能清化而有痰也，六君子加桔梗。若脾经气滞而痰中有血者，异功散加麦冬、白芍药；肝经血热而痰中有血者，加味逍遥散。肝肾阴虚而痰中有血者，六味丸；若过服寒凉之剂唾血者，四君子汤。

痰证选方

二陈汤《和剂》 统治痰饮之证，谓其健脾燥湿，化气和中也。

陈皮　半夏各五两　白茯苓三两　甘草一两半

为剂，每服四钱，水一盏，姜五片，煎六分服。加南星、枳壳，名导痰汤。加南星、黄芩、黄连，名润下丸。以盐水拌煮诸药，故名润下，治痰热证。

新制润下丸 降痰极效。

陈皮四两，以盐水拌，煮透，晒干为末　炙甘草一两

水酒糊丸，绿豆大，清茶下。

半夏丸 治肺热咳嗽生痰。

瓜蒌仁 熟半夏等份

各为末，和匀，淡姜汤丸。

神术丸 治膏粱郁结，胃槁肠燥，凝痰不顺，将成噎膈者。

茅山苍术五钱 生芝麻五钱，水研 大枣十五枚，水煮

以术为末，捣二味为丸，加真广皮五钱，更效。

四制化痰丸 治肥人因醇酒厚味，肺胃上口有痰生火者。

半夏一斤，分作四分，一分用生姜、黄连煮，一分用知母、贝母煮，一分用人参、杏仁煮，一分用桔梗、桑皮煮。各拣去余药，单用半夏为末，水糊丸。

汝言化痰丸 治肺家老痰在于喉中，咯之不出，咽之不下者。

瓜蒌 杏仁 海粉 桔梗 连翘 五倍子 香附 蛤粉 瓦楞子 风化硝

以姜汁少许，和竹沥捣入药，加蜜丸，噙化。或作小丸，清茶下。

抑痰丸 治痰结胸喉，用此顺降，功与化痰丸相似，而药味简要，可摘入煎剂中用之。

瓜蒌仁一两 贝母六钱 半夏三两

以蒸饼丸如麻子大，每服百丸，淡姜汤下。

黄瓜蒌丸 治食积痰饮，胸膈胀闷，吐痰如胶，或五更发咳之证。

瓜蒌 半夏 山楂 神曲

等份为末，以瓜蒌水丸，竹沥和淡姜汤下。

搜风化痰丸丹溪 治风痰，半身不遂，歪斜蜷挛，颠狂眩晕之症。

胆南星二两 僵蚕一两 白矾一两 天麻一两 荆芥一两 白附子 陈皮 辰砂各五钱 半夏一两

上为末，姜汁丸，以辰砂为衣，每服四十丸，淡姜汤下。瘫痪证，酒下。

稀涎散 治风痰壅盛，不语。方见中风

千缗汤《大全》

半夏七个 皂角去弦、皮 甘草各一寸 生姜如指大

水煎。

黄芩利膈丸 治热痰，眩晕，嘈杂，吞酸，呕吐，咯痰青黄色者。

生黄芩 炒黄芩各一两 半夏 泽泻 黄连各五钱 南星 枳壳 陈皮各三钱 白术二钱

蒸饼丸。

星半蛤粉丸 治湿痰，倦怠痿弱，泻利肿胀，上为咳嗽，下为白浊之证。

南星 半夏 苍术九蒸，洗 白术各一两 蛤粉二两 橘皮一两半

神曲糊为丸，姜汤下。

中和丸 治湿热气痰。

苍术 黄芩 半夏 香附

姜桂丸洁古 治寒痰。

南星 半夏 官桂各三两

为末，蒸饼丸如桐子大，每服五十丸，姜汤下。

枳术丸 治脾虚食积生痰。方见伤食

六君子汤 治气虚挟痰之证。方见中风

茯苓丸 治中脘停痰伏饮，手臂一肢麻木不举。不可作风证、虚证治者，此方主之。

半夏二两 茯苓一两 风化硝二钱五分 枳壳五钱

姜汁、竹沥和糊丸。

控涎丹 治痰涎在心膈上下，使人胸背、手足、颈项、腰胁引痛，有似瘫痪者。

甘遂去心 大戟去皮 白芥子各等份

小胃丹 上取胸膈之痰，下利肠胃之痰。胃弱者戒之。

甘遂面裹，水浸半日，煮，晒 大戟长流水煮 芫花醋拌，瓦器内炒，各五钱 大黄酒蒸，拌，一两五钱 黄柏炒，三两

粥丸。此方与坠痰丸，俱为脾家湿痰臌胀之剂，可与沉香化气丸相间服，则不伤元气而胀渐平。

坠痰丸 治湿痰在脾胃成胀满者，用此下之。

黑牵牛 枳实 白矾 朴硝 枳壳 牙皂

萝卜汁丸，每服五十丸，鸡鸣时服。初则有粪，后则有痰。元气实者，每日一服；元气虚者，间一日服，以大腹和软平复为度。

滚痰丸王隐君 治一切壮实人痰滞肠胃，变成诸般奇怪之证。

大黄略蒸 黄芩各八两 青礞石以焰硝同煅黄金色 沉香 百药煎各五钱

上为末，滴水丸如桐子大，每服三十丸，清晨白汤下。服后仰卧片时，使药气少停膈上，然后下行。妊妇忌用。

瓜蒂散 痰在膈上，用此吐之。

瓜蒂七枚　赤小豆七粒　甘草三分

为末，每服一钱，或五分，空心，以齑汁或豆豉汤下。鹅翎探吐，令快为度。

润字丸 开结润肠，通痰去垢。亦可为外感家秘结证，代承气汤功用。

橘红一两　杏仁二两　牙皂一两　前胡　天花粉　枳实　山楂肉各二两　甘草三钱　槟榔七钱　半夏一两　生地黄十二两

水发丸，空心，白滚汤下二三钱。

白龙丸 治酒积有痰。

半夏　滑石　茯苓　白矾等份

神曲糊丸。

饮证章

大意

太阴所致为积饮，因而大饮则气逆，形寒饮冷则伤肺。《内经》

内因

水者，阴物也。积水不散，留而为饮。有愤郁而停者，有困乏而停者，有思虑而停者，有痛饮而停者，有因热而伤冷者。子和　揆其所由，皆因气郁中州，水浆入胃，不能运化，随脏腑虚处而留着焉。《汇补》

外候

大抵停水则生湿，停酒则生热，湿则成痞，热则发躁。其变现也，或形寒饮冷而得，则类外感证；或困乏忧思而得，则似内伤证；或流于四肢，则似风家痹证；或流于关节，则似跌仆伤证。其他五脏六腑所受，见症各出。《汇补》

饮分各经

在心则怔忡眩晕，在肺则喘急咳嗽，在脾则短气痞闷，在肝则胁满噫痛，在肾则脐下悸动。《金匮》在上则面浮，在下则跗肿。在胃中则胸满口渴，而水入即吐；在经络则一臂不遂，而复移一臂。在肠间则雷鸣泄泻，或为溺结，与癃闭相似；在阳分不去，久则化气，与黄肿相似；在阴分不去，久则成形，与积块相似。在左胁者，形同肥气；在右胁者，形同息贲。《汇补》

饮分六证

夫饮一也，而分五饮六证，皆因形而定名也。痰饮：水停肠胃，辘辘有声，令人暴肥暴瘦。悬饮：水流胁下，咳唾引痛，悬悬思水。溢饮：水流四肢，身体重痛。支饮：水停膈上，呃逆倚息短气。留饮：水停心下，背冷如掌大，或短气怔忡，四肢历节疼痛，胁痛引缺盆，咳嗽转甚。伏饮：水停膈满，呕吐喘咳，发热恶寒，腰背痛，身惕瞤而泪出。仲景

饮与痰分

饮者，蓄水之名，自外而入；痰者，肠胃之液，

自内而生。其初各别，其后同归，故积饮不散，亦能变痰，是饮为痰之渐，痰为饮之化也。若其外出，则饮形清稀，痰形稠浊，又不同也。《汇补》

停饮脉法

脉偏弦者，饮也。又脉浮而细滑者，伤饮。又沉而弦者，悬饮内痛。《要略》

停饮总治

停饮之初，挟寒挟气者俱多。故症现寒热者，汗之；在胁肋四肢者，分利之；在胸膈者，吐之；在肠胃者，下之。《入门》 若挟虚证者，补之温之。《汇补》

初宜分消

凡大饮之后，当风着寒，水气凝结不运，外有表证，内有饮证者，果当温散。然或发汗太过，阳气空虚，水饮仍未解散，致心下悸，头眩筋惕，身瞤动振振欲擗地者，又当温之，不可再行分消也。《汇补》

次宜调养

若血气亏乏之人，痰饮客于中焦，以致四肢百

骸胸腹，发为诸病者，宜导去痰饮，随即补元气，不可专任汗、吐、渗下之法。《汇补》

虚宜温中

更有脾虚之人，每遇饮后，即觉停滞于中，肠鸣于内，甚或作泻，屡用分利不效者，法当温理中焦。《汇补》

久宜暖肾

久有肾虚不能纳气归元，则积饮于外，或泛于上焦为涎沫，或停于心下为怔忡，或留于脐腹，筑筑然动气者，均宜益火之剂。《汇补》

饮证用药

汗以香苏饮，吐以二陈汤，分利以四苓散，下以蠲饮枳实丸。凡前五饮证，元气稍旺者，三花神佑丸、控涎丹逐之；元气稍虚者，五饮汤；虚甚者，六君子汤；虚寒者，理中汤；下焦肾阴虚者，六味丸；肾家阳虚者，八味丸；外感夹饮，发汗过多致虚证者，真武汤。

饮证选方

香苏饮 治外感风寒，内停水饮，用此发汗。方见伤风

二陈汤 治停饮胃口，恶心欲吐，怔忡口渴，服此探吐。方见痰证

四苓散 凡饮停肠内，或泄泻，或小便不利，以此渗利之。方见湿证

三花神佑丸 一切湿热，积成痰饮，变生体麻肢痹，走注疼痛，风痰涎嗽，气壅不行。

甘遂 大戟 芫花各五钱 黑牵牛二两 大黄一两 轻粉一两

滴水丸，小豆大，先服三丸，后二丸，以利为度。

控涎丹 治痰饮在膈，胸背手足颈项腰胁引痛，似风证者。方见痰证

蠲饮枳实丸 逐痰消饮，导滞清膈。

枳实 半夏 陈皮 黑丑各三两

炊饼丸，姜汤下。

青木香丸 治胸膈噎塞，气滞不行，肠中水声，呕吐痰沫，不思饮食，服此宽中利膈。

黑牵牛二十四两，取头末十二两 木香三两 补骨脂 荜澄茄各四两 槟榔二两

清水丸，绿豆大，每服三十丸，茶汤下。气滞湿痰留饮，大效。

十枣汤仲景 治悬饮内痛，直达水气结聚之处。

芫花 甘遂 大戟

为末，枣子十枚，煮汤去枣，调药末。强壮者服五分，平旦服之。不下，加五分，以利为度。虚人勿服。

五饮汤海藏 治五饮留滞心胸胁下。

旋覆花 人参 陈皮 枳实 白术 茯苓 厚朴 半夏 泽泻 猪苓 前胡 桂心 白芍药 炙甘草各等份

生姜水煎服。

泽泻汤仲景　治饮水太过，肠胃不能传送。

泽泻五两　白术二两

水煮服。

六君子汤　治脾胃虚弱，遇饮停留，成胀满吐呕泻利者。见前中风

理中汤　治脾家大虚，挟寒，停饮不化者。方见中寒

真武汤仲景　外寒挟水证，发汗过多，心下悸，头眩筋惕，身瞤动，振振欲擗地者。

茯苓三钱　白术二钱　芍药　生姜各三钱　附子八分

水煎，温服。

八味丸　治肾经阳虚，不能制水，水饮停留，或泛为痰，或浸为肿，或动为悸。方见中风

伤食章

大意

饮食自倍，肠胃乃伤。《内经》 一或有伤，脾胃便损，饮食减少，元气渐惫。《杂著》

内因

有过食生冷瓜果鱼腥寒物者，有过食辛辣炙煿酒面热物者，有壮实人恣食大嚼者，有虚弱人贪食不化者。《指掌》 有饮食不调之后，加之劳力，劳力过度之后，继以不调者。安道

外候

令人腹胀气逆，胸膈痞塞，咽酸噫气，如败卵臭；或呕逆恶心，欲吐不吐，恶闻食气；或胃口作痛；或手按腹疼；或泄泻黄白而绞痛尤甚；或憎寒壮热头疼，似外感疟疾，但外感则身多疼痛，左脉浮盛，伤食则身无疼痛，右脉滑大。《汇补》 亦有旧谷未消，新谷遽入，脾气虚弱，经宿不化者。巢氏 其有热者，令人吞酸，其无热者，令人噫臭。吴崑

脉法

气口紧盛，伤于食。《内经》 右关浮滑，或沉滑，按之有力者，宿食不消。《脉经》 凡人上部有脉，下部无脉，当问其胸满恶心、欲吐欲呕者。此食填胸中，气不下降，故尺部无脉，乃天道不能下济之象，探吐自愈。如胸中无食，又不欲吐，而尺无脉者，此根本已废，短期迫矣。又停食脉沉滑，伤冷硬物，宜温以克之；脉洪数，伤辛热物，宜苦以胜之；脉缓滑，伤腥咸物，宜甘以胜之；脉弦紧，伤酸硬物，宜辛以胜之；脉洪滑，伤甜烂物，宜酸以胜之；脉微迟，伤冷物，且有积聚痰涎，宜温剂和之；若见单伏者，主食不化，且有外寒凝滞，宜辛温发之。《汇补》

治法

在上者，未入于胃，乃可吐之；在中者，消导之；在下者，已入于胃，宜下之。《玉册》 然皆不可过剂，恐损元气也。《汇补》

峻剂宜戒

肠胃为市，所伤食物，过在中焦。设用破气之剂，徒损上焦清气；峻烈之品，复伤下焦阴血，皆谓之诛伐无过。惟当顺气化痰，助脾腐化，更视元气何如，所伤何物，徐徐消导，润而去之。滞去之后，犹当补养脾胃，以复健运之常。若概用牵牛、巴、黄，损伤脾气，潜耗津液，积聚转固，而药之余毒留于肠胃，渐变呕吐、肿泄、痿黄。即或临时痊可，而暗夺其纪者多矣。《汇补》

挟寒挟热

其有身受寒气，口伤生冷而暴病者，初时便宜辛温开导。盖食得寒则凝，得热则化也。稍久寒郁成热，当兼一二辛凉降火之味。丹溪 所以伤食之人，腹痛日久，时作时止，口干唇燥，小便短赤，大便干结，亦有泄泻黄糜，肛门如火者，皆湿中生热之证，反以苦寒取效。可见伤食亦有挟寒挟热之异，犹之外感有寒实结胸、热实结胸之别，故凡临证之顷，大宜审察。《汇补》

伤食成痞

食伤之后，物滞虽消，元气受损。或已经攻下而脾阴受伤，至高之气乘虚下陷而为蓄满痞塞者，

宜理脾胃，和气血，治以辛发升散之剂，则痞结自解。不可再用枳、朴等类，重损中州。《入门》

脾虚甘补

平人饮食入胃，脾能运之，故随食随化；病人饮食入胃，脾勿能运，则食反磨脾。故有食入即痛者，不可与伤食同治，致变不测。但补脾胃，其食自化。《汇补》

肾虚温补

饮食虽入中焦，其变化精微，实赖少火上蒸。中年之后，大病之余，元阳亏损，不能熟腐，因而衰馁，易于停食，作痞作痛，为呕为泻。宜补火以生土，譬之锅底加薪，水谷尽熟也。《玉机》

胃枯平补

又有专事清虚，素食粗粝，肠胃无以滋养，久久枯涩，易于停食。治者不求其本，喜攻速效，妄用辛香燥热，徒快一时，变生噎膈臌胀，背痛嗽脓等证。若早知胃枯，但与平补，久而自效。《汇补》

用药

食填上焦，宜单盐汤，或二陈汤加桔梗芦吐之，吐后，以二陈加香砂和之。食停在中，保和丸主之。肉食伤，加草果、山楂；面伤，加神曲、莱菔；水果伤，加肉桂；豆粉伤，加杏仁；瓜果伤，加糯米；糯米伤，加酒曲；饭食伤，加陈六安茶；炙煿伤，加淡豆豉。外着暴寒，加苏叶、干葛；内伤生冷，加干姜、桂枝。挟气滞，加木香、乌药、枳壳、槟榔；挟寒湿，加苍术、厚朴。久而挟郁热，加姜汁、炒山栀；郁热便秘者，加大黄；挟热便泻者，加黄连炭。如初起自吐者，二陈加藿香、豆蔻、厚朴、砂仁；自泻者，二陈加白芍、木香、木通、神曲。吐下未净者，枳术丸消之；吐下已虚者，六君子补之。至于伤食感寒腹痛，有用备急丸攻下者，有用理中汤温补者，虚实之间，最当详辨。久病不运化者，以六君子加谷芽、益智、砂仁之类。

凡伤食，必问所食何物，寒者、热者。是喜食而太过耶，当助脾消导；或乘饥困而食之耶，当补中益气；是气恼后得食，或食后着气耶，当舒气解郁，兼以消化。若病后，疮溃后，产妇高年，凡有食滞，只宜补益消化，若概用攻下，立见倾危。凡左脉微弱，右脉弦滑，或弦大，形气俱虚，又兼饥馁，骤得饮食，食而过节者，此不足中有余也。以受伤言不足，以停滞言有余也，故标本当审缓急。更有物停气伤，宜消补兼行者；有物停气不甚伤，当消导独行者；有既停滞，不能自化，但须补脾使之运行，不必消导者。当临时消息，不可一偏。至如枳术丸，虽曰消导，固有补益之功存乎其间，和中最妙。其他如木香分气丸、枳实消导丸、大枳壳丸，虽无补益，然施于有余实证，无不获效，但不可视为常法。若所滞之物，非枳术丸等所能去者，安可泥常而不通变？则备急丸、煮黄丸、感应丸、瓜蒂散等，东垣、丹溪亦未常委之勿用也。安常

附：恶食

恶食非止一端，有胸中痰滞者，宜导痰以助脾；有伤食恶食者，宜消化以助脾；有病久胃虚者，宜参、术以健脾。《汇补》

附：不能食

不能食有虚有实。实则心下痞满，恶心口苦，宜消导；虚则倦怠，面色痿黄，必心下软和，宜异

功散加砂仁。有虚痰者，六君子汤；用补脾不效者，宜二神丸，虚则补其母也。若善饥不能食，属胃热。脉洪而虚者，异功散加竹茹、黄连；脉洪而实者，人参白虎汤治之。《汇补》

伤食选方

保和丸丹溪　治食积酒积。

山楂肉二两　半夏　橘红　神曲　大麦芽　白茯苓各二两　黄连　莱菔子　连翘各五钱

末之，滴水丸，白汤下。加白术，名大安丸。

枳术丸洁古　消食强胃，治痞宽胸。

枳实一两　白术二两

末之，荷叶裹烧饭为丸，陈茶、姜汤任下。

三黄枳实丸　治食郁成热，腹胀便秘壮实者。

大黄　黄连　黄芩　白术　陈皮　枳实　神曲

各等份，末糊丸，姜汤下，以利为度。

枳实导滞丸 行湿热之物，去积滞闷痛。

大黄十两 神曲五两 枳实五两 茯苓 黄芩 白术 黄连各二两半 甘草一两 泽泻二两

炊饮丸。

和中丸 治胃虚食滞，厌厌不食，大便或秘或溏。

厚朴一两 白术一两二钱 半夏一两 陈皮八钱 木香二钱半 甘草三钱 枳实三钱

姜汁糊丸，桐子大，每服三四十丸，白汤下。

备急丸 治胃停生冷，心腹急痛，手不可按，右寸关脉紧盛者。

大黄 干姜 巴豆各等份

末之，蜜丸如豆大，姜汤下三丸，得吐利为度。此方并治中恶客忤，心腹胀痛，卒如刀刺，气急口噤卒死者，以暖水下。或不下，捧起头，得下咽，须臾便瘥。再与三丸，以腹中鸣转，得吐下，即愈。

感应丸 化积化滞，不动脏腑。

丁香 木香 肉果 干姜各一两 杏仁一百四十粒 百草霜二两 巴豆去皮膜，七十粒

同研，入药内和匀，加糯米糊，入药杵千余下，丸如莱菔子大，每服十丸。食滞，陈皮汤；气滞，茴香汤；呕吐，生姜汤下。

大枳壳丸 治一切酒食伤胃，胸膈闷痛，饮食不下，两胁刺痛，呕逆恶心。

蓬术 厚朴 人参 青皮 黑牵牛 枳壳 茯苓 木香各一两 大黄二两 陈皮 白术各一两 槟榔 半夏 神曲各三两 三棱 麦芽各一两

姜汁糊丸。

资生丸缪仲淳 健脾开胃，消食止泻，调和脏腑。醉饱之后服之，大能消食。

白术三两 人参三两 茯苓一两半 陈皮二两 山楂肉二两 神曲二两 黄连姜汁炒 豆蔻 泽泻各三钱 桔梗 炙甘草 藿香各五钱 白

扁豆一两 莲肉一两 薏苡仁三两 山药 麦芽 芡实各一两半

炼蜜为丸，每丸重二钱，每服一丸。醉饱后，细嚼，淡姜汤下。

大健脾丸

白术三两 广皮一两 黄连八钱 木香七钱半 人参一两半 山药 肉果各一两 甘草七钱 山楂肉 神曲 砂仁 谷芽炒，各一两 茯苓二两

为末，蒸饼丸，如绿豆大，空心，午后，陈皮汤下五十丸。

平胃散

人参白虎汤二方俱见暑证

理中汤方见中寒

二神丸

补骨脂炒，四两 肉果二两，生用

为末，枣子五十枚，生姜四两，同切片，煮烂，去姜取枣，剥去皮核，以肉研入药，和丸桐子大，每服三四十丸。

二陈汤

瓜蒂散二方俱见痰证

异功散方见血证

六君子汤方见中风

伤酒章

大意

酒之为物，气热而质湿。《内经》气味俱阳，阴寒之时，少饮能御邪助神，壮气活血；恣饮则生痰益火，耗气损精，令暴病暴死。世人认为痰厥中脏，而不知酒色自戕之所致也。三锡

内因

酒入于胃，则络脉满而经脉虚。酒气与谷气相

抟，热盛于中，故热遍于身，内热而溺赤也。《内经》

外症

轻者，头痛眩晕，呕吐痰逆，神昏烦乱，胸满恶心，饮食减少，小便不利。《医鉴》 甚者，大醉之后，忽然战栗，手足厥冷，不省人事，名曰酒厥。《汇补》

酒伤各经

酒循经络，留着为患。入肺则多嚏多痰，入心则多笑多言，入肝则善怒有力，入脾则思睡，入肾则思淫。及其久也，伤肺则变咳嗽消渴，伤心则变怔忡不寐，伤脾则变痞满疸胀，伤肝则变胁痛吐血，伤肾则变腰软阳痿，此五脏之受病也。又酒后汗多者，胃受之；酒后面青者，胆受之；酒后多溺者，小肠受之；酒后溺赤者，膀胱受之；酒后积利者，大肠受之。数者皆能成病，惟胃与小肠受酒者，汗多则从表而泄，溺多则从便而出，所以善饮不醉，而变病亦少也。《说约》

酒毒损肺成痈

酒毒留于肺者，缘肺为清虚之脏，酒多则损其清虚之体。由是稠痰浊火，熏灼其间，轻则外为鼻齇准赤，内为咳嗽痰火；重则肺叶受伤，为胸痛胁胀，咳唾脓血，痰出腥秽，肺痈溃烂。宜化痰清肺，庶可保全。《汇补》

酒毒传胆成痈

酒毒传于胆者，缘酒性清洌，不随浊秽下行，惟喜渗入，从胃至胆。胆为清净之腑，同气相求者也。其次虽入小肠、膀胱，化溺而出，然酷烈之性，惟胆受之，故湿热郁于经隧，为环跳疼痛，久成痈肿。宜清彻之剂，和解少阳之邪，或冀免焉。喻嘉言

酒湿成疸

醉卧卑湿之处，或食乳面等物，寒湿外郁，束其湿热，无从发泄，而成痞胀酒疸。初则两目小便俱黄，后则遍身牙爪亦然。速宜分解湿热，久则难治。《汇补》

酒湿成痹

好酒之人，湿热内积，生痰动火，往往发为口眼歪斜，舌强肢废，混似风中血脉。宜解酒除湿，消痰清火，不可以风药误治。《汇补》

脉法

脉浮而数为伤酒，若挟宿食，必兼滑数。

治法

当初醉昏妄时，治宜发汗；醒后则热去湿留，莫如利便，乃上下分消其湿热也。《兰室秘藏》 若传于内脏，则宜本病药中，兼去湿热。盖酒之形质可化，而湿热之气终久不变，非若他证，六淫七情，传变不齐。《说约》

伤酒忌下

酒性纯阳，最耗元气。若复下之，徒损津液，反生痰火。元气消烁，卒成虚损，所以慎下。《兰室秘藏》

用药

初宜汗，以二陈汤加干葛、苏叶、黄芩；继宜渗，以四苓散加干葛、山栀、花粉。其有他证，俱以二方酌用。如哕呕，加竹茹、生姜；痰盛，加黄芩、贝母；胸满，加厚朴、枳壳；腹痛，加木香、砂仁；泄黄，加芍药、黄芩；酒癖块痛，加蓬术、木香；小便不利，调益元散。东垣治中酒，制葛花解醒汤，其方多用辛热之味。盖为饮酒时，食冷物太过，郁其毒于胃中，吐而烦躁不宁者设也，非酒家常用之药。昧者不知，但遇饮酒致病，必曰解醒汤最效，殊失立方本旨。盖葛花、葛根，乃阳明经轻扬之药，酒客恶心懊侬，头痛如破，乃毒在阳明经，用此药顺其性而扬之，使毒从毫毛而出，非葛根能解酒毒也。若酒病传于肺、脾、肝、胆、肾者，则葛根又何与乎。《汇补》

赵以德云：饮酒人发热者，用枝距子最效。此药一名鸡距，一名枳椇，一名木蜜，俗呼癞汉指头，北人名烂瓜，江南谓之白石树。杭人货卖，名蜜屈五，又称蜜金钩，《诗》所云枸是也。树形似白杨，其子着枝端，如小指屈曲相连，春生秋熟，味如饧蜜。以此木作屋，则一室之酒皆淡，其意可思。凡酒伤各经者，俱宜加用。中酒，呕恶头痛，脉弦大，或弦滑，以二陈汤，加姜炒黄连、山栀、苏叶、干葛，煎成加姜汁热服。酒积痛泄黄沫者，以酒蒸大黄作丸服，或用香连丸，加大黄最效。其余调摄，六君子汤、半夏茯苓汤，或理中汤，俱加干葛，或缩脾饮，随人虚实选用。

伤酒选方

二陈汤方见痰证

四苓散方见湿证

理中汤方见中寒

益元散方见暑证

葛花解酲汤东垣　治酒食太过，呕吐恶心，胸闷溺涩。

赤苓一钱半　葛花五钱　白术二钱　人参　橘皮　猪苓各一钱半　木香五分　神曲　泽泻各一钱　豆蔻　砂仁　青皮各一钱　生姜七片

末之，每服三钱，白汤调下。

半夏茯苓汤《和剂》

半夏　茯苓各二钱五分　生姜五片

水煎服。

缩脾饮《和剂》 治恶心烦渴。

砂仁　乌梅肉　草果煨，去壳　炙甘草各四两　干葛　白扁豆炒，各二两

每服四钱，水一碗，煎八分，服。

丹溪方 治酒积作痢，下血不止，成脏毒。病脉滑而有力，见内热实证者。

苍术　枳壳各一钱　当归　槐花各一钱半　地榆　干葛各二钱　炙甘草三分　黄连五分

水煎，食前服。戒酒可愈。

附：简易法

酒后发厥，四肢俱冷，不省，先以姜汤灌下，然后服药，不可即投寒剂。凡大醉不省，用生熟汤浸身，则汤皆酒气而苏。烧酒醉死，急以新汲水浸其发，又以青布浸湿贴胸背，仍以盐调井水细细灌之，至苏乃已。

伤酒食停滞不快，以盐花擦牙，温汤漱下，即时通快。酒积作痛，以官料酒药炒研，空心，汤调下二钱，三服可效。

益脾丸 古云：服此饮酒不醉。亦好事之说，备之参考。

葛花二两 小豆花一两 绿豆花一两 木香二钱五分 草豆蔻一两

蜜丸，夜饮，津下五丸。

脾气虚衰，色欲伤肾，每每饮酒不化，精神潦倒异常，呕泻不食者，竟以独参汤浓煎呷之。

郁证章

大意

气血冲和，百病不生。一有怫郁，百病生焉。丹溪 郁者，结聚而不得发越也，当升不升，当降不降，当变化不得变化。《医鉴》 故有病久而生郁者，亦有郁久而生病者，或服药杂乱而成者。

内因

郁乃滞而不通之义。或七情之抑遏，或寒暑之交侵，而为九气怫郁之候；或雨雪之浸淫，或酒食之积聚，而为留饮湿郁之候。《汇补》 其因有六，气、血、湿、热、痰、食是也。然气郁则生湿，湿郁则成热，热郁则成痰，痰郁而血不行，血郁而食不化。六者，又相因也。丹溪

外症

气郁：胸满胁痛，噫气腹胀。痰郁：胸满喘促，起卧倦怠。血郁：能食肢倦，溺淋便赤。食郁：嗳酸作胀，恶食痞硬。湿郁：关节重痛，首如物蒙，遇阴则甚。热郁：目蒙溺涩，口干烦躁，遇暖便发。戴氏

五脏郁证

有本气自郁而生病者。心郁，昏昧健忘；肝郁，胁胀嗳气；脾郁，中满不食；肺郁，干咳无痰；肾郁，腰胀淋浊，不能久立；胆郁，口苦晡热，怔忡不宁。《汇补》

七情郁证

七情不快，郁久成病。或为虚怯，或为噎膈，或为痞满，或为腹胀，或为胁痛，女子则经闭堕胎，带下崩中。可见百病兼郁如此。何氏

脉法

郁脉多沉，在上见于寸，在中见于关，在下见于尺。又郁脉或结、或促、或代，盖血气、食积、痰饮，一有留滞于其间，脉必因之而止矣。《脉经》

总治

郁病虽多，皆因气不周流，法当顺气为先，开提为次。至于降火化痰消积，犹当分多少治之。《汇补》

郁宜调中

治郁之法，多以调中为要者，无他。盖脾胃居中，心肺在上，肾肝处下，四脏所受之邪。过于中者，中气常先受之。况乎饮食不节，寒暑不调，停痰积饮，而脾胃亦先受伤，所以中焦致郁恒多也。治宜开发运动，鼓舞中州，则三阴三阳之郁，不攻自解矣。《汇补》

郁分五行

五行之理，木性条达，火性发扬，土性冲和，金性清肃，水性流通。一有怫郁，失其性矣。滑氏 故木郁达之，火郁发之，土郁夺之，金郁泄之，

水郁折之。然调其气，过者折之，以其畏也，所谓泻之。《内经》

木郁治法

胠胁胀满，目赤暴痛，此木郁也，治宜达之。达者，通畅之义。如怒动肝气，火因上炎，治以苦寒辛散而不愈者，则用升发之品，加厥阴报使之药以从治之。又如久风入中为飧泄，及清气在下为飧泄者，则用轻扬之剂举而升之。又如木实为病，脉弦而急，用降气苦寒不愈者，则吐以提之，使木气舒畅，则痛自止。此皆达之之法也。

火郁治法

咳嗽痰喘，风疹潮热，此火郁也，治宜发之。发者，汗之也，升举之也。如腠理外闭，邪热怫郁，则解表取汗以散之。又如生冷抑遏，火郁于内，非苦寒降沉之剂可治，则用升浮之品，佐以甘温，顺其性而从治之，势穷则止。此皆发之之义也。

土郁治法

食滞中焦，痰凝脾脏，热壅肠胃，皆土郁也，治宜夺之。夺者，攻下也，劫而衰之也。如邪热入胃，用咸寒以攻下之。如中满腹胀，湿热内甚，其人壮实者，则亦攻下之。其或势甚而不能顿除者，则劫夺其势而使之衰。又如湿热为痢，非轻剂可已，或行或通，以致其平。皆夺之之义也。

金郁治法

瘾闭气喘，胀满不眠，皆金郁也，治宜泄之。泄者，渗泄而利小便，疏通其气也。如肺受火烁，化令不行，致水源郁而渗道闭者，宜清肃金化，滋以利之。又如肺气膹郁，胸满仰息不得卧下，非利肺气不足以疏通之。此皆泄之之法也。

水郁治法

水肿胀满，二便阻隔，皆水郁也，治宜折之。折者，制御之也，伐而挫之也，渐杀其势也。如胀满之病，水气浸淫而渗道以塞，乃土弱不能制水，当实脾土，资运化，使能制水而不敢泛滥，则渗道自通。或病势方锐，非上法所能遽制，则用泄水之药，伐而挫之。或动大便，或利小水，或发表汗，三法酌举迭用，以渐平之。此皆折之之义也。

调气总法

五郁之治，各有其法。然邪气之客，正气必损，故必调平正气，以复其常。于治郁之后，苟调其气而尚未平复，则当益其所不胜以制之。如木郁不已，当清肺金；火郁不已，当滋肾水；水郁不已，当补脾土；金郁不已，当引火归源；土郁不已，当养肝调气。此皆以其所畏而治之，即过者折之之理也。《汇补》

用药

主以二陈汤加香附、抚芎。如湿郁，加苍术、白芷；热郁，加黄芩、山栀；痰郁，加枳实、贝母；血郁，加桃仁、红花；食郁，加山楂、麦芽；气郁，加枳、朴、乌药、木香。盖气血痰食之病，多有兼郁者，故必以开郁药佐之，古方越鞠丸，是得治法之要也。《汇补》 若夫思虑成郁，用归脾汤；恚怒成郁，用逍遥散，俱加山栀。盖郁则气涩血耗，故用当归随参补血，白芍随术解郁，复用炒黑山栀，取其味清气浮，能升能降，以解五脏热，益少阴血。若不早治，劳瘵之由也。《入门》

附：失精脱营

饮食居处，暴乐暴苦，始乐后苦，皆伤精气，病从内生。其先富后贫而病，曰失精；先贵后贱而病，曰脱营。外症身渐瘦，无精神。钱氏 又有郁结在脾，不思饮食，午后发热，酉戌时退，或烦闷渴呕，或坐卧如痴，喜向暗处，妇人经少，男子溺涩，皆郁病也。更有失名利之士，有志恢图，过于劳倦，形气衰少，谷气不盛，上焦不行，下脘不通，胃气热，热气熏胸中，因而内热，亦郁病也。宜归脾汤随证调之。《入门》

郁证选方

越鞠丸丹溪 一名芎术丸，统治诸郁。

香附 苍术 抚芎各二两 山栀 神曲各一两半

为末，水泛成丸，如绿豆大，白汤下百粒。

气郁汤 治郁怒，气滞胸膈不行，胀满嗳气作酸。

香附 苍术 橘红 半夏各一钱半 贝母

茯苓　抚芎　山栀　苏子　甘草　木香　槟榔各五分

水煎，加姜五片。如胁膈痛，此血滞也，参血郁汤。

湿郁汤　治湿气熏蒸，身重倦卧疼痛，天阴则发。

苍术三钱　白术　香附　橘红　羌活　独活　抚芎　半夏　厚朴　茯苓各一钱　生姜三片　甘草五分

水煎服。

血郁汤　治挫闪跌仆，身有痛处，胸膈不宽，大便黑色。

香附二钱　丹皮　苏木　山楂　桃仁　赤曲　穿山甲　降香　通草　麦芽各一钱　红花七分

水、酒煎，入姜汁半盏，和匀服。

火郁汤　治火郁于中，四肢发热，五心烦闷，皮肤尽赤。

连翘　薄荷　黄芩　山栀　干葛　柴胡

升麻　芍药

水煎服。

保和丸 治食郁吞酸，腹满噫臭，身热便硬。方见伤食

润下丸 治痰郁肠胃，脉滑而沉，变生百病。

南星一两　半夏三两　黄芩　黄连各一两　橘红五钱　白矾三两

姜汁、竹沥和丸。

逍遥散方见火证

归脾汤方见中风

二陈汤方见痰证

脾胃章

大意

脾胃者，仓廪之官，五味出焉。经文　脾胃盛则

善食而肥，多食不伤，过时不饥；脾胃衰则少食而瘦，多食易伤，过时易饥。或虽肥而四肢不举，此脾实而邪气亦盛也；或善食而四肢削瘦，此脾强而邪火旺也。脾胃盛衰可见也。东垣

内因

胃可纳受，脾主消导，一纳一消，营运不息，生化气液。《指掌》 乃传于脏腑，故胃为五脏之本，六腑之大源也。经文 若饮食饥饱，寒暑不调，则伤胃，胃伤则不能纳；忧思恚怒，劳役过度，则伤脾，脾伤则不能化。二者俱伤，纳化皆难，而恶心胀满，面黄倦怠，食不消化等证作矣。《汇补》

外症

胃病则气短，精神少而生大热，有时显火上行，独燎其面；脾病则怠惰嗜卧，四肢不收，肠鸣泄泻；脾胃既病，下流乘肾，土来克水，则骨乏无力，是为骨蚀，令人骨髓空虚，足不能履地。东垣 气血精神，由此而日亏；脏腑脉络，由此而日损；肌肉形体，由此而日削。《指掌》

受病分辨

饮食劳倦，则伤脾胃。经文　故有劳倦受伤者，有饮食受伤者，有劳倦后继以食伤者，有食伤后加以劳倦者。大抵劳役伤脾者，心口按之不痛；饮食伤脾者，心口按之刺痛。谦甫　又食伤，则其证初寒，后变郁热者多；劳倦，则其证初热，后变虚寒者多。故《经》曰：始受热中，末传寒中。即是谓欤。

变病分辨

脾属阴，主湿化；胃属阳，主火化。伤在脾者，阴不能配阳而胃阳独旺，则为湿热之病，如痈肿疮疡，食㑊黄疸，消渴肉痿，噎膈痰火，食少之类是也；伤在胃者，阳不能配阴而脾阴独滞，则为寒湿之病，如身重肢麻，面黄浮肿，痞胀噫气，倦怠积块，泻利之类是也。又不能食者，病在胃；能食而不能化者，病在脾。《汇补》

四肢不用

脾病而四肢不用者，以四肢皆禀气于胃，而不能自至其经，必因于脾乃得禀也。今脾病不能为胃

行其津液，四肢不得禀水谷之气，脉道不利，筋骨肌肉皆无气以生，故不用焉。经文

头足浮肿

四肢属脾，眼胞上下亦属脾。脾衰则清气不化，浊液不输，水湿停留，故头足浮肿。东垣

九窍不利

凡人饮食入胃，先行阳道，阳气升浮，散满皮肤，充塞巅顶，则九窍通利；病人饮食入胃，先行阴道，阴气降沉，遽觉流于脐下，辄欲小便，当脐有动气，隐隐若痛状。是真气谷气不能上升，故九窍不利也。东垣

食后嗜卧身重

脾旺则饮食运动，脾衰则运动迟难。故凡食入后，精神困倦，沉沉欲睡者，脾气馁而不能运动也。至于身重，亦属脾湿。或因内受，或从外袭，俱当健脾分利。若无湿气，止属脾虚，并宜补益中气，升腾下陷。大禁渗利。《汇补》

脉法

脾气受伤者，脉浮大而无力；胃气受伤者，脉

沉弱而难寻。此皆不足之脉，易于寻按者也。更有脉大饱闷有似食滞，误用克伐疏利，而郁闷转甚者，此乃脾虚而现假象，即洪大之脉阴必伤，坚强之脉胃必损也。宜温理黄宫，发育自治。若再用攻伐，变患蜂起矣。《汇补》

脾气变现

脾附于胃之外，形如马刀，闻声则动，动则磨食，以健运为体，喜燥而恶湿。其味甘，其臭香，其色黄，其声歌，其液涎。有病则五者变现，发露于外。《六要》

瘥剧日期

脾病者，愈于庚辛，加于甲乙，甲乙不死，持于丙丁，起于戊己。日昳慧，日出甚，下晡静。经文

治法

脾之合，肉也，其荣唇也。损于脾则肌肉削瘦，饮食不能为肌肤。故宜调其饮食，适其寒温。脾欲缓，急食甘以缓之，以甘补之，以苦泻之。经文

脾虚升阳

阴精所奉其人寿，阳精所降其人夭。《内经》 奉

者，脾胃和，谷气升，行春夏之令，故人寿；降者，脾胃不和，谷气下流，行秋冬之令，故人夭。升降之理，所关甚钜。所以脾虚久病，宜升阳扶胃药中，每寓升发之品。《汇补》

脾虚补肾

脾肾交通，则水谷自化。杨仁斋　若房劳过度，下焦阳虚，不能上蒸脾土，熟腐五谷，致饮食少进，胸膈痞塞，或不食而胀，或食而呕吐，或食而不化，大便溏泄，用补脾不效者，当责之少火不足，以火能生土故也。其证必兼肾泄遗精，宜八味丸或四神丸治之。《汇补》

胃证补心

有前富后贫，身心悲苦，或锐志功名，或劳神会计，气散血耗，皆令心主不足，无以生长胃气。由是饮食减少，肌肉瘦减，宜补养心脏。盖脾为己土，以坎中之火为母；胃为戊土，以离宫之火为母。所以补胃必兼补心也。其症每多惊悸怔忡，健忘不寐，宜归脾汤加益智仁，寒证见者加炮姜。《汇补》

用药总法

凡养胃必用参、术，健脾必用枳、术。健者，运也，动也。脾气不运，而助其健运也，与天行健之义同。故七情郁结，饥饱失常，膏粱厚味，酿成痰火，使脾胃不和，必用枳、术二味。若饮食伤脾，用二陈、四君之类；劳倦伤脾，用补中、建中之类。各以见症有余不足加减。补火生土：以八味丸、理中汤，补下焦阴火；以归脾汤、人参养荣汤，补心火。寸关滑数无力，恶心口渴，不喜饮食，胃有虚火也，二陈汤加姜炒黄连、枳、术，后加人参。气口缓弱，或迟而无力，或虚大无神，呕吐不食，胃有虚寒也，必过服寒凉生冷所致，宜香砂六君子加厚朴、苍术，甚者加炮姜。气口滑实，呕吐不食，体厚多郁，属湿痰，仍宜吐之，吐定，以二陈、二术、香附、川芎，开郁行气。气口脉芤，胸间作胀，口中血腥臭，或胃脘痛，面痿黄，乃胃有死血，加韭汁，后以越鞠丸加血郁药，倍山栀。凡过食炙煿厚味、多怒人，有此证。若四肢倦怠，饮食不进，乃脾虚也，以参、术、白芍补脾，山楂、麦芽健运。

关脉沉缓，能食不化，停滞心下，痞满嗳气，咽酸噫臭，乃脾弱食滞也，宜二陈、枳、术、山楂、麦芽，后用补剂。平时食不消化，枳术丸最效，随证加减。痰，加半夏；火，加黄连；寒，加砂仁。久病后，吐泻后，食不消化，脉涩或弦，重取无力，属脾阴血少，津液不能濡润，以致转运失常，宜养血润燥健脾。若四肢倦怠，面黄，手心热，脉大无力，宜补中益气汤。久病不食，或食不消化，或过服克伐，致损脾胃，六君子汤。脾胃两伤，纳化皆难，或吐或泻，面色痿黄，倦怠乏力，参苓白术散。衰年久病，脾胃不和，食少不磨，或吐或泻，补脾药中加砂仁、肉果、补骨脂等，温暖下焦，或用八味丸以补命门。皆虚则补其母也，所以健脾不应者，用之屡效。浅见者，去桂、附，即不效。肥人体倦，脾胃不和，食少饱闷，胃中有湿痰也，宜燥之，二陈、二术、香附、厚朴，少加枳实。气下坠不行，加升、柴，丹溪谓升柴二陈二术汤，能使大便顺而小便长。盖为湿痰滞于中，致清阳不升，浊阴不降，痞塞填闷，以致二便阻塞，甚至小水不通者设。二术燥脾湿，二陈化痰气，升、柴引清气上升，清气一升，浊气自降，郁结开通，津液四布，湿流燥润，而小便长矣。瘦人脾胃不和，传化失常，大便干燥，口中燥渴，心下饱闷，多属血虚，宜健脾养血，忌渗涌分利，以白术、白芍、陈皮、甘草、麦芽、厚朴、姜炒黄连、当归、麦冬之类。如中焦湿热太盛，即是有余，须五苓、平胃之类，削其敦阜之土。若病久，或禀赋怯弱，生冷油腻伤脾，而虚闷痞满不食者，必以白术为君，茯苓、陈皮、香、砂和中药为佐。若喜食而运化迟者，以枳术加神曲、山楂、二陈、谷芽之类。砂仁、白蔻，气味辛香，俱能快膈开胃，但恐积湿成热，故无火者宜之。如胃弱面青，面白淡黄，手冷脉缓者，稍加二味于参、苓、术、草中，最效。今人不知其性，动言白蔻太克，岂知杨仁斋云：虚人脾胃弱而痰食交滞成疟者，加白豆蔻使元气运动，而脾胃流通，寒热自解。且东垣于补中调中诸方，尚用草豆蔻之辛烈者，何惮白豆蔻之辛平乎？又食入倦怠迷闷，辄欲小便者，此元气下陷，补中益气汤倍升、柴。膈间痞闷不食，面惨脉沉，此是气郁，当从郁治，不可填补。凡补脾胃药中，须入补心药，盖火能生土也，即古方用益智仁之意。

脾胃选方

二陈汤方见痰证

六君子汤

八味丸

补中益气汤三方俱见中风

枳术丸方见伤食

平胃散方见暑证

小建中汤方见劳倦

参苓白术散　治脾胃虚弱，食少不进，呕吐泻利，或大病后，扶脾助胃，极效。

人参　白术　茯苓　山药　扁豆姜炒，各一两半

甘草　桔梗　薏苡仁　莲肉各一两

末之，每服二钱，枣汤下。张三锡加麦芽一两，砂仁三钱，山楂五钱，为丸，屡效。有痰，加半夏八钱。若脾弱多燥结者，以前本方入猪肚中，缝紧煮烂，捣丸服。

健脾丸　如无他证，但食后不能传化，因而食少者用之。

人参　白术各四两　山楂肉一两半　麦芽　橘皮各一两

或再加砂仁，或木香、荷叶煮陈谷芽，米粥为丸。如四肢倦怠，面色痿黄，口淡食少，耳鸣，本方加炙甘草五钱，茯苓二两；便泻，加山药、扁豆、莲肉、肉果；如有湿痰，加半夏一两，胆星一两半，蛤粉、赤苓各一两，以神曲糊丸；如有火，嘈杂恶心，加炒山栀一两，黄连五钱，水泛丸；如多郁，心下不舒，食少倦怠，妇女多有此证，去人参，加香附五两，川芎一两半，神曲糊丸；如血少肠胃枯涩，口干便秘，皮肤枯燥，食不能运，妇人经血衰少，淡白色，加当归、白芍各二两，抚芎、麦冬、柏子仁各一两，建糖丸。

治中汤 治脾胃不和，中满呕逆，恶心泄泻。

人参 干姜 白术各一钱 陈皮 青皮 甘草各七分

水煎。

枳缩二陈汤

即二陈汤加枳壳、砂仁。

厚朴温中汤 治脾胃着寒，停食。

陈皮 厚朴 干姜 茯苓各八分 甘草 木香各五分

水煎。

人参开胃汤 治脾虚停食。

人参 白术 茯苓 甘草 陈皮 半夏 神曲 麦芽 砂仁 厚朴 丁香 藿香

莲肉　生姜　枣肉

水煎。

七味白术散　治脾胃虚而伏火。

人参　白术　茯苓　甘草　干葛　藿香

木香

椒术养脾丸　治脾胃虚而着湿。

人参　白术　茯苓　甘草　川椒　麦芽

苍术　干姜　砂仁

实脾饮《济生》　治脾虚挟寒湿肿胀。

白术　茯苓　厚朴　木香　木瓜　草果

干姜　大腹皮　附子炮，各一两　甘草炙，五钱

每服四钱，水一钟，姜三片，枣一枚，

煎服。

劳倦章

大意

人受水谷之气以生，所谓清气、营气、元气、卫气、春升之气，皆胃气之别名也。若劳役过度，胃气本弱，则元气不能自生，诸病生焉。东垣

内因

劳力过度，起居不时，皆损其气。气衰则火旺，火旺则乘其脾土。脾既病，胃不能独行其津液，故亦从而病焉。脾胃俱病，纳化皆难。东垣　形气衰少，谷气不盛，上焦不行，下脘不通，而胃气热，热气熏胸中，故内热。《内经》

外候

中气不足，下流肝肾，阴火独旺，上乘土位，故发热头疼；营卫失守，故恶风恶寒，气短而烦，气高而喘，口不知味，怠惰嗜卧，四肢不收，自汗不敛，无气以动，无气以言。东垣

证似阳明

有体虚怯弱之人，饥困劳役之后，肌肤壮热，燥渴引饮，目赤面红，谵语闷乱，或日晡转甚，或昼夜不息。证虽有余，脉实不足，洪大空虚，重按全无。经曰：脉虚则血虚，血虚则发热。证似白虎，而脉不长实为异。《准绳》

证似伤风

有劳役辛苦，肾中阴火沸腾。或脱衣，或沐浴，歇息凉处，其阴火不行，还归皮肤，腠理极虚，无阳以护，被风与阴凉所遏，以此表虚，不任风寒，与外感恶风相似。但气息短促，懒于言语，困倦无力有别。《准绳》

始受热中

火与元气，势不两立，一胜则一负，脾胃气衰，元气不足而心火独盛。心火者，阴火也，起于下焦，其系系于心。心不主令，相火代之，上乘阳分，为头痛，为口渴，为烦躁，为肌热，脉洪大无力，名曰热中。《准绳》

末传寒中

人之元气，依胃为养。脾胃久虚，阳气衰少，心腹两胁隔噎不通，腰脊皆痛，足不任地，骨乏无力，两丸清冷，或涎唾，或清涕，或多溺，或多汗，不渴不泻，脉盛大以涩，名曰寒中。《准绳》

脉法

平人脉大为劳，脉虚极亦为劳。劳之为病，其脉弦大，手足烦热。《金匮》 右寸气口脉急大而数，时一代而涩。此饮食失节，劳役太过，太虚之脉也。右关脉大而数，数中显缓，时一代也。此饮食失节，劳役病之轻脉也。右关胃脉损弱，则隐而不见，但内显脾脉之大数微缓，时一代。此饮食失节，寒热失所之脉也。内伤劳役，豁大不禁，若损胃气，隐而难寻。

治法

治以辛甘温剂，补中升阳，甘寒泻火则愈。大忌苦寒，损伤脾胃。所谓劳者温之，损者益之是也。东垣

治忌克伐

苟内伤不足之病，误认外感而反泻之，是虚其虚也。盖内伤脾胃，乃伤其气；外感风寒，乃伤其

形。伤其形者有余，有余可泻；伤其气者不足，不足当补。故汗之、吐之、下之、克之之类，皆泻也；温之、和之、养之、调之之类，皆补也。当补而泻，祸如反掌。《医贯》

内外伤辨

夫劳倦内伤而认作外感者，因有恶风恶寒、发热头疼之症也。殊不知外感，寒热齐作无间；内伤，寒热间作不齐。外感，头疼如破如裂；内伤，头痛时作时止。外感，恶寒虽近烈火不除；内伤，恶寒得就温暖即解。外感恶风，不耐一切风寒；内伤恶风，偏恶些少贼风。外感，发热无有休歇，直待汗下方退；内伤，发热昼夜不常，或自袒裸便凉。外感，筋骨疼痛，不自支持，便着床褥；内伤，四肢不收，无力倦怠而已。间有气衰火旺，变为骨消筋缓者，然非初病即显是证也。内伤，神思昏怠，言语懒倦，先重而后轻；外感，神思猛壮，语言强健，先轻而后重。内伤，手心热而手背不热；外感，手背热而手心不热。内伤症显在口，故口不知味；外感症显在鼻，故鼻息不利。内伤从内而出，故右脉洪大；外感从外而入，故左脉浮盛。

用药

主以补中益气汤。挟外邪，随六经见症治之；挟痰，加半夏、茯苓、姜汁；头痛，加蔓荆；头眩，加天麻；巅痛，加藁本、细辛；心下痞，加黄连；腹痛，加芍药；脐下痛，加熟地；便滞，加归梢；腹胀，加枳实、厚朴；胸中滞气，加青皮。至于似阳明证者，当归补血汤。夏月劳役内伤，兼冒暑气，汗泄脉虚者，清暑益气汤。

劳倦选方

补中益气汤方见中风

加白芍药、五味子，名调中益气汤。加半夏、神曲、黄柏、草豆蔻，名升阳顺气汤。

小建中汤　治脾胃劳伤，肝木太过，及阳气不足诸病。

桂枝　甘草　生姜各三两　芍药六两　大枣二枚　饴糖一斤

加黄芪，名黄芪建中汤。

理中汤 治脾胃虚寒，大理中焦，兼益元阳，所谓大虚必挟寒也。方见中寒

补中宁嗽汤 治内伤中气，胃弱恶食，或食不生肉，不长气力，常常微热，怯冷神疲，或带痰嗽。

白术炒，一钱半　茯苓一钱　半夏八分　干葛七分　陈皮八分　山楂一钱　人参一钱　砂仁五分　炙甘草三分

加姜、枣煎。

人参养卫汤 治劳役辛苦，用力过多，以致内伤发热。

人参　白术炒　麦门冬各二钱，去心　黄芪蜜炒　陈皮各一钱半　五味子十粒，研　炙甘草七分

加姜、枣煎，食前服。如劳倦甚者，加熟附子五分。

白雪糕 养元气，健脾胃，生肌肉，润皮肤，益血秘精，安神定智，壮筋力，养精神，进饮食。功同参苓白术散。

白茯苓 怀山药 芡实仁 莲肉去心皮，各四两，共为末 陈仓米半升 白砂糖斤半

先将药、米二末，用麻布袋盛放甑内，蒸极熟，取出，入白砂糖，同搅匀，印饼晒干。男、妇、小儿，任意取食。

虚损章

大意

虚者，血气之空虚也；损者，脏腑之损坏也。《绳墨》大抵七情五脏之火飞越，男女声色之欲过度，是皆虚损之所致也。《正传》

内因

由足三阴虚损，当炎夏金衰水涸，不能啬养。至冬月火气潜藏，时亲帏幙；或精血未满，而早年斫丧；或气血方长，而劳心亏损，皆能致之。立斋

外候

外症：食少体倦，潮热自汗，身热咳嗽，腰胁作痛，男子则遗精寝汗，女人必带漏经枯。《素问》云：二阳之病发心脾，有不得隐曲，女子则不月。此之谓也。《汇补》

外因新损

感寒损阳，自上而下。一损于肺，则皮聚毛落；二损于心，则血脉不荣；三损于胃，则饮食不为肌肤。感热伤阴，自下而上。一损于肾，则骨痿不起；二损于肝，则筋缓不收；三损于脾，则饮食不能消化。《难经》

内因久虚

积虚成损，积损成劳，经年不愈，谓之久虚，有五劳六极七伤之分。五劳应五脏：曲运神机则劳心，尽力谋虑则劳肝，意外过思则劳脾，预事而忧则劳肺，矜持志节则劳肾。六极应六腑：血极则面枯咽肿，发堕善忘；筋极则拘挛转筋，爪黯甲痛；肉极则体瘦肉削，倦怠嗜卧；气极则喘嗽少气，皮枯毛焦；骨极则面垢齿浮，腰酸脊痛；精极则目暗

耳鸣，遗浊茎弱。七伤者，推原劳极之由，如久视伤血，久卧伤气，久坐伤肉，久立伤骨，久行伤筋，房劳思虑伤心肾。《入门》

辨因

凡阴阳亏损，皆因水火不济。《入门》 真阴内亏，虚火炎灼，肺金受伤，无以生肾水；肾水枯竭，无以济心火。心火一旺，肾火从之，而梦遗精脱之病作；肺气一虚，则腠理疏豁，而盗汗自汗之病生。火动其血，血随火升，而咳嗽吐红之证起。《指掌》

辨证

虚损之证，因名以责实，不过气虚、血虚、阴虚之异耳。凡脾肺不足，皆气虚也；心肝不足，皆血虚也；肾水不足，即阴虚也。《指掌》 故心肺损而色惫汗多，为阳虚；肾肝损而形瘘汗多，为阴虚。《机要》

脉法

虚脉多弦，弦大无力为血虚，弦微无力为气虚。沉微为气虚甚，沉涩为血虚甚。寸微尺大，为血虚有火；浮急中空，为血脱气孤。《汇补》

治法

阳有余而阴不足，则当补阴；阴有余而阳不足，则当补阳。子和　损其肺者，益其气；损其心者，补其营血；损其脾者，调其饮食，适其寒温；损其肝者，缓其中；损其肾者，益其精。《难经》

用药

气虚主以补中益气汤，血虚主以四物汤，气血俱虚，主以归脾汤；阳虚主以黄芪建中汤，阴虚主以六味地黄汤，阴阳俱虚，主以八味丸。

虚损选方

补中益气汤

四物汤

六君子汤

归脾汤

还少丹

四君子汤

八珍汤

人参养荣汤

十全大补汤

六味丸

八味丸以上方俱见中风

逍遥散方见火证

建中汤方见血证

琼玉膏 治劳虚干咳。

生地黄洗净，十斤，石器内杵烂，取自然汁，忌铁器 人参十二两 白茯苓去皮，三十五两 白沙蜜五斤，煎去沫 沉香五钱 琥珀五钱

臞仙曰：今予所制此方，加沉香、琥珀二物，其功效异于世传之方。上以参、苓、香、珀，俱为细末。先将地黄汁与白蜜搅

匀，用密绢滤去渣，入药末搅匀，入瓷瓶，用绵纸十数层，加箬封扎瓶口，入砂锅内，以长流水浸没瓶颈，用桑柴火煮三昼夜。取出，换油纸扎口，以蜡封固，悬井中一日。取起，仍煮半日，白汤点服。

龟鹿二仙胶 大补精髓，益气养神。

鹿角血取者，十斤 龟甲自败者，五斤 枸杞子三十两 人参十五两

用铅坛如法熬膏，初服酒化一钱五分，渐加至三钱，空心下。

补天大造丸 补诸虚百损，五劳七伤，阴精干涸，阳事痿弱。能生精养血，益气安神，顺畅三焦，培填五脏，聪耳明目，益智宁神，乌须黑发，固齿牢牙，润肌肤，壮筋骨，除腰痛，健步履，却诸疾，不寒不燥，诚补养之圣药也。

紫河车一具，长流水洗净，用乌铅匣拌蜂蜜八两，藏入匣中，仍将匣口烙没，隔水煮一炷香，候冷开出，石臼

中捣烂，拌入诸药末中，捶千下，烘脆，重磨　嫩鹿茸酥炙，二两　虎胫骨酥炙，二两　大龟甲酥炙，二两　怀生地九蒸九晒，八两　怀山药四两　泽泻去毛，三两　白茯苓去皮，乳汁拌，晒干三次，三两　牡丹皮去骨，酒洗，三两　山茱萸酒洗，去核，四两　天门冬去心，三两　麦门冬去心，三两　辽五味三两　枸杞子四两　补骨脂盐、酒炒，二两　当归身酒洗，四两　菟丝子酒煮，三两　怀牛膝去芦，酒洗，三两　川杜仲去皮，酒炒，三两　肉苁蓉酒浸，三两

上磨细末，入炼蜜为丸，如梧子大。每服百丸，空心，温酒下，盐汤亦可。加人参，尤捷。

金液五精丸《医圣》　能补虚助阳，壮神气，暖丹田，增颜色，和五脏，润六腑，除烦热，治淋浊，消积块，暖子宫。

秋石十两，金精　白茯苓去皮，二两，木精　莲肉去心，八两，水精　川椒去目，二两，炒，火精　小

茴香五两，盐、酒炒，土精

上为末，酒糊为丸，梧子大。每服二十丸，空心，酒或椒盐汤下，以干物压之。

凤髓膏《医鉴》

人参四两　山药四两　白茯苓去皮，四两　胡桃肉四两　杏仁去皮、尖，四两　酥油四两　白沙蜜一斤

上将人参三味为细末，次将桃、杏仁捣一处，再将油蜜化开，瓷器内搅匀，竹叶封固，大锅内五七分水煮沸成膏。每服三钱，好酒下。

接命膏

人乳二盏　甜梨汁一盏

上二味，倾入锡银镟中，入汤锅内顿滚，有黄沫起，开青路为度。每日五更后服，能消痰补虚，其功不能尽述。

痨瘵章

大意

男子之痨，起于伤精；女子之痨，起于经闭；童儿之痨，得于母胎。《指掌》未有不因气体虚弱，劳伤心肾而得之。以心主血，肾主精，精竭血燥，气衰火旺，蒸疰日久，则痨生焉。《心法》

内因

嗜欲无节，起居不时，七情六欲之火，时动于中；饮食劳倦之过，屡伤乎体。渐而至于真水枯竭，阴火上炎，而发蒸蒸之躁热。《正传》

外候

睡中盗汗，午后发热，烦躁咳嗽，倦怠无力，饮食少进，痰涎带血，咯唾吐衄，肌肉削瘦。《杂著》

蒸分上下

蒸上则见喘咳痰血，唇焦面红，耳鸣目眩，肺痿肺痈；蒸中则见腹肋胀痛，四肢倦怠，多食而饥，善食而瘦；蒸下则见遗精淋浊，泄泻燥结，腰疼脚

酸，阴茎自强。《入门》

痨有阴阳

阳病：口干舌疮，咽痛声哑，能嗜滋味，五心烦疼，小便黄赤，大便燥结。阴病：胃逆恶心，饮食难化，痰涎白色，四肢懈惰，小便常多，大便溏泄。又有嗽痰，仰卧不得者，必阴阳俱病也。《汇补》

五脏传变

凡阴病阳病，日久皆能传变。男子自肾传心、肺、肝、脾，女子自心传肺、肝、脾、肾，五脏复传六腑而死。亦有始终只传一经者，有专着心肾不传者，大要以脉为证验。《入门》

五脏形证

如精滑胫酸，腰背拘急，邪在肾也；惊悸不寐，自汗心烦，邪在心也；嗽痰咳血，皮枯声嘶，邪在肺也；胁痛善怒，颈项结核，邪在肝也；泄泻食少，腹胀嗜卧，邪在脾也。丹溪

病宜静养

《经》曰：静则神藏，躁则消亡。欲延生者，心神宜恬静而无躁扰，饮食宜适中而无过伤，风寒暑

湿之宜避，行立坐卧之有常。绝欲以养精，内观以养神，毋劳怒以耗气，则真阴之水自充，五内之火常熄，而痊安可期。惟其嗜欲无节，使神散而精竭，血涸而气亡，发热不休，形骸骨立，则难为力矣。《指掌》

死候

大抵虚痨之病，两颧赤者死，喉哑失音者死，大肉脱尽者死，泄泻不食者死，一边眠者死，咳吐白血者死，气促难眠者死，浊溺精脱者死，面目黧黑者死，下部忽发痈肿者死，病后复患痔漏者死，参、芪不受补者死，喉痛不能药者死。《医统》

脉法

痨脉或弦或大，大而无力为阳虚，甚则脉细；弦而无力为阴虚，甚则脉数。又大者易治，血气未衰，可敛而正也；弦者难治，气血已耗，滋补殊难也。尺脉洪大，为阴衰火旺。左脉微细，右脉劲紧，为正虚邪盛，必死。如脉细而数，濡而散者，皆在不治。男子久病，气口脉弱则死，强则生；女人久病，人迎脉强则生，弱则死。《汇补》

治法

万病莫难于治痨。若不究其源本，或投以大寒之药，或疗以大热之剂，殊不知大寒则愈虚其中，大热则愈竭其内。滋阴降火，是澄其源也；消痰和血，是洁其流也。《十药神书》 向后势穷力竭，莫可如何。惟壮水丸以填阴，异功散以培脾，庶不失中和正治。《汇补》

脾肾分治

夫人之虚，不属于气，即属于血。五脏六腑，莫能外焉。以水为万化之源，无形之本；土为万物之母，有象之基。二脏安和，一身皆治。故救肾者，必本乎阴血，血主濡之，血属阴，主下陷，虚则上升，当敛而抑；救脾者，必本乎阳气，气主煦之，气为阳，主上升，虚则下陷，当升而举。《必读》 故邵氏曰：死生之机，升降而已。《汇补》

脾肾合治

孙真人云：补脾不若补肾。许学士云：补肾不如补脾。以二脏为生人之根蒂，有相赞之功能，故脾安则土能生金。金为水源，水安其位，不挟肝上泛而凌土，故曰：脾安则肾愈安也。设以甘寒补肾，其人减食，又恐不利于脾；以辛温扶脾，其人阴伤，又恐愈耗其水。两者并衡，而较重于脾者，以脾土上交于心，下交于肾故也。《必读》

肺脾审治

如扶脾保肺，两不可缺。然脾喜温燥，肺喜清润。保肺则碍脾，补脾则碍肺。惟燥热而甚，能食不泻者，润肺为先，而补脾之药亦不可缓。倘虚羸而甚，食少泻多，虽喘嗽不宁，但宜补脾，而清润之品，则宜戒矣。以脾有生肺之能，肺无扶脾之力。故补脾之法，尤要于保肺也。《微论》

治宜甘温

虚者，必补以人参之甘温，此阳生阴长，血脱益气之义也。自好古肺热伤肺，节斋服参必死之说，印定后人眼目，甘用苦寒，喜行清润，直至上呕下泻，犹不悔悟。不知肺脉实者，上焦伏热，非参所宜；肺脉虚者，金气大伤，非参不保。前哲有言曰：土旺而金生，勿拘拘于保肺；水壮而火熄，毋汲汲于清心。信夫！《必读》

治禁苦寒

近世治痨，专以四物加知、柏，不知四物皆阴，行秋冬之令，非所以生万物者也。且血药常滞，非痰多食少者所宜；血药常润，久用必致滑肠。况知、柏苦寒，能泻实火。名曰滋阴，其实燥而损血；名曰降火，其实苦先入心。久而增气，反能助火，至其败胃，所不待言。《必读》

用药

心虚，主以归脾汤；脾虚，主以补中益气汤；肺虚，主以生脉散；肝虚，主以逍遥散；肾虚，主以地黄汤，随证加减。若肺脾兼病，主以清宁膏；肝肾俱虚，主以生熟地黄丸；心肾俱虚，主以人参养荣汤。气血俱虚，主以八珍汤；阴阳俱虚，主以十补丸。脾肾俱虚者，滋肾之中，佐以砂仁、沉香；扶脾之中，主以五味、肉桂，随时活法可耳。

附：传尸痨

痨瘵既久，其气必伤。伤则不能运化精微，痰瘀稽留，而变幻生虫。《医鉴》 在肝为毛虫，食人筋膜；在心为羽虫，食人血脉；在脾为倮虫，食人肌肉；在肺为介虫，食人肤膏；在肾为鳞虫，食人骨髓。《正传》 其症蒸热咳嗽，胸闷背痛，两目不明，四肢无力，腰膝酸疼，卧不能寐，或面色脱白，或两颊时红，常怀怒忿，梦与鬼交。虽分五脏见症，然皆统归于肺。所谓膏肓之内，针药所不及也。若虫蚀肺系，咯血吐痰，喉疮声哑，思食无厌，皮枯毛落，患至于此，良可悲悯。惟补虚扶元，杀虫以绝其根，纵不获生，亦可杜其传疰耳。《汇补》

取痨虫法

用秘传黑虎丹三方，次第服之。取下恶物，以烈火烧之，藏之深坑。食葱粥将息，以复元气。视其虫黄白者可治，青黑者不治。凡用药随脏腑见症，于滋补药中，加青蒿、百部、乌梅、朱砂之类。《汇补》

附：风痨

风痨者，初起原因咳嗽鼻塞，久则风邪传里，耗气损血，渐变成痨。在表令人自汗，在里令人内热。在肺咳嗽，在肝吐血，在脾体瘦，在肾泄精。此证载在《灵枢》，汉唐以来，俱未论及。后世医工，认为内伤积损，辄投峻补，闭住风邪，内热愈炽，以致不治。惟罗谦甫主以秦艽鳖甲散，吴参黄集柴前梅连散，二公可谓发前人所未发矣。《汇补》

附：郁痨

郁痨者，童男少女，孀妇师尼，思想不得，气结于中，并留于内，阻住经脉关要之地，气血不得流通，精神无以生长。气阻，则积阳为热而骨蒸；血阻，则积阴为寒而倦怠。初起宜逍遥散，合生地黄丸。久则旧血不去，新血不生，气涩血枯，变为干血痨证，肌肤甲错，面目黧黑，咳嗽困倦，遍身黄肿，月事不行，宜消其瘀血，神应丸主之，此即仲景大黄䗪虫丸、百痨丸二方变化而来。世人遇五痨羸瘦，用滋阴而不效，每坐以待毙，乌足以知仲景妙用哉？但大肉已脱，大便自利者，又当禁用。《汇补》

痨瘵选方

归脾汤

补中益气汤

地黄汤

养荣汤

八珍汤以上方俱见中风

生脉散方见暑证

逍遥散方见火证

清宁膏 润肺不伤脾，补脾不碍肺，凡痨嗽吐血极效。

生地十两 麦冬十两 橘红三两 桔梗二两 薏苡仁八两 川贝母二两 龙眼肉八两 苏州薄荷叶末五钱

用水煎膏，将薏仁、贝母、薄荷为末，拌入膏中，噙化，缓缓咽下。

拯阴汤 治阴虚火动，皮寒骨热，食少痰多，咳嗽倦怠，焦烦短气。

生地姜炒，上　归身中　麦冬中　白芍中　五味下　人参　炙甘草下　莲肉上，不去衣　薏仁中　橘红中　丹皮中

水煎，徐徐呷之。肺脉重按有力者，去人参；有血，加阿胶、童便；热盛，加地骨皮；泄泻，减归、地，加山药、茯苓；倦甚，加人参三钱。咳者，燥痰也，加贝母、桑皮；嗽者，湿痰也，加半夏、茯苓。不寐，加枣仁，汗多亦用。

拯阳汤　治劳伤气耗，倦怠懒言，动作喘乏，表热自汗，心烦，遍身作痛。

人参上　黄芪上　肉桂下　当归中，酒炒　白术中　甘草下，酒炒　橘红中　五味下

姜、枣、水煎服。如烦热口干，加生地；气浮心乱，加丹参、枣仁；咳嗽，加麦冬；挟湿，加茯苓、苍术；脉沉迟，加熟附；脉实数，去桂，加生地；胸闷，倍橘皮，加桔梗；痰多，加半夏、茯苓；泄泻，加

升、柴；口渴，加干葛。夏月去肉桂，冬月加干姜。

补肝散

生地　熟地　当归　白芍药　石斛　丹皮　柴胡　甘草

十补丸

即桂附八味丸，加鹿茸、五味子各三两。

秘传黑虎丹初服　下诸般痨虫，从大便中出。视其虫，黄白者可治，青黑者不治。

真牛黄一钱　真阿魏一钱　南木香五钱　真雷丸五钱　鸡肫皮用线鸡肫皮，洗净焙干，二钱

将药研细末，用使君子去壳，研末二两，加前药七钱，将飞罗白面打糊丸，如梧子大，听用。

小红丸次服

锦纹大黄一两，加前药末七钱，炼蜜丸，如黍米大，外用朱砂为衣，听用。

打虫化积丸三服

大黄为末，五两五钱　槟榔三两　黑丑头末，三两五钱

三味用面糊丸，如梧子大，听用。

初服起于四更时，用砂糖水化吞黑虎丹，若壮盛者服二钱五分，虚弱者服二钱。二次五更时，服小红丸，白糖水化吞，如壮盛者服四十丸，虚弱者服三十五丸。三次天明，服化积丸，用片糖化水吞之，壮盛者服三钱五分，虚弱者服三钱。虫下为验，如无虫，过二三日再服。至若收功保后，常服河车地黄丸，补其血气而收全功。如服后泻不止者，宜服异功散。

秦艽鳖甲散　治风痨骨蒸壮热，肌肉削瘦，脉弦数者。

秦艽　知母　当归各五钱　鳖甲一两　柴胡一两　乌梅一枚　青蒿五叶　地骨皮一两

神应丸　治干血痨病，用此推陈致新，然后调理。

此方惟少男、室女、孀妇可用，若男女交接者禁用。

大黄四两，醋炙　鳖甲　桃仁各一两　当归　生地各八钱　黄芩　人参　甘草各三钱

用韭汁糊为丸，每丸六钱，朱砂为衣。经闭，红花酒下；骨蒸，地骨皮；咳嗽，桑白皮，俱用童便煎下。择除破日，空心，面东服，少顷，饮酒一杯，至午后，当利一二行为验，啜温粥碗许，忌荤冷油腻物。此药只可一服，病深者一月后再服，除根，不可多服。

灸痨虫法　用癸亥日，灸两腰眼低陷中之穴，每穴灸艾七炷，十一炷尤妙。先隔一日点穴，方睡至半夜子时，一交癸亥日期，便灸。其虫俱从大便中出，即用火焚之，并埋之深坑中。

虫病章

大意

虫得木之气乃生，得雨之气乃化。故非厥阴风木之气不生，非太阴湿土之气不化。子和　湿热之虫，脏腑虚则侵蚀。丹溪

内因

诸虫皆因杂食生冷甘肥油腻，节宣不时，腐败停滞，以致中脘勿运，酿成湿热，随五行之气，变化而为诸般奇怪之形，若腐草为萤之义也。《汇补》

外候

凡虫证，眼眶鼻下，必带青色，面上痿黄，或生白斑，或见赤丝，唇疮如粟，或红而肿，或缓而痛，饮食减少，肌肉不生，睡卧不安，肠鸣腹痛，口吐清水，目无睛光，甚则沉沉寒热，肚大青筋，或为鬼胎血鳖。《汇补》

虫分九种

一曰伏虫，长四寸许，为群虫之长；二曰蛔虫，

长一尺许，轻则呕吐腹痛，多则贯心杀人；三曰白虫，长五寸余，母子相生，其形转大，至四五尺则杀人；四曰肉虫，状若烂杏，令人烦满；五曰肺虫，其状如蚕，令人咳嗽声嘶；六曰猬虫，状如虾蟆，令人呕吐；七曰弱虫，状如瓜瓣，令人多睡；八曰赤虫，状如生肉，令人肠鸣；九曰蛲虫，状如菜虫，形至微细，居洞肠间，令人痔痢。又有三尸虫，状如犬马尾，薄筋，依脾而居，乃有头尾，皆长三寸。《医统》

脉法

脉洪而大，为脾家湿热，及好食茶叶、生米、草纸、怪异等物，当困倦少食，今反饮食如常，形健不渴，悉属虫证。脉沉实者生，虚大者死。《类案》

治法

体实之人，虫攻脏内，心腹疞痛。在上用吐法，在下用攻法。体虚之人，先宜调补元气，然后用王道药，佐以一二杀虫之品。或追虫之后，继以温补，不然则虫去而气亦随散矣。《入门》

治宜引导

虫之所居，必藏脾胃深处；药之所过，仅在中流。虫闻气而避之，安能攻取？故必用甘甜辛香之物，啖咽津液，引虫头向上，然后用药。大抵上半月虫头向上，用药易效；下半月虫头向下，用药不应。《汇补》

用药

主以二陈汤，加槟榔、木香、鹤虱、雷丸、苦楝根、使君子等。如体实可吐者，用樟木屑煎汤吐之；可下者，追虫丸下之。体虚宜调养者，用化虫丸治之。若在上中二焦，攻痛呕吐者，所服药中，加花椒、乌梅，治之尤当。

虫病选方

秘方　治诸般痞积，面色痿黄，肌体羸瘦，四肢无力，及食生冷、壁泥、茶炭、咸辣等物。

青皮　陈皮　三棱　莪术　香附　槟榔　藿香各一钱　益智五分　官桂四分　桔梗八分

大黄一钱五分　甘草三分

水煎，露一宿，五更，空心，温服。不得须少饮食，不然则药力减而虫不行矣。

追虫丸

黑牵牛取头末　槟榔各八两　雷丸　皂角　南木香各二两

蜜丸。

化虫丸

鹤虱　槟榔　苦楝根　胡粉各一两　白矾二钱五分　芜荑　使君子各五分

蜜丸服。

遇仙丹 治虫证如神。

白黑丑头末，二两　槟榔一两　三棱　蓬术各五钱　牙皂三钱

为末，糖拌。小儿一钱，大人三钱，糖汤送下，空心服。是日绝食，待虫下行，然后用薄粥汤。

治寸白虫

于每月初三日前，先炙猪肉一块，置口中，咀嚼其津而勿咽，使诸虫闻香争咂，如箭攻攒。却以槟榔细末一两，取石榴东引根煎汤，调服三钱。

卷之三

外体门

发热章

大意

《经》曰：阴虚则发热。此一端也。其他除外感客邪之外，有劳力劳色，气郁火郁，伤食伤酒，挟瘀挟痰，疮毒虚烦，皆能发热，宜熟辨之。《汇补》

内因

阴虚而阳气偏胜则发热，阳虚而下陷阴中亦发热。东垣

外候

五脏发热，各有其状。以手扪之，轻举则热，重按不热，是热在皮毛血脉间也；重按则热，轻举不热，是热在筋骨间也；轻手重手俱不热，不轻不

重乃热者，是热在肌肉间也。肺热者，热在皮肤，日西尤甚，洒淅喘咳；心热者，热在血脉，日中则甚，心烦掌热；脾热者，热在肌肉，遇夜尤甚，倦怠嗜卧；肝热者，热在筋肉，寅卯则甚，筋缓善怒；肾热者，热蒸在骨，夜半尤甚，骨蒸如苏。东垣

郁火发热

郁火发热，左关弦数有力，或缓弱有力，肌肉如火，筋骨如烧，扪之烙手，或昼夜不减，或夜分即热，天明暂缓。其热必手足四肢更甚，缘脾主四末，热伏地中故也。此证亦有因血虚而得者，亦有胃虚过食生冷，阴覆乎阳，郁遏阳气于脾土之中者。宜用火郁发之之法，火郁汤主之。《准绳》

阳郁发热

阳郁发热，由劳役饥饱失宜，其潮热宛类瘵疾，日出气暄则热，天阴夜凉即缓，六脉弦数。宜补中益气汤加地骨皮，或逍遥散。《汇补》

骨蒸发热

四肢蒸灼如火者，必阴气虚，阳气盛。四肢者，诸阳之本也。两阳相搏而阴气虚少，少水不能灭盛

火，而阳独治。独治者，不能生长也，独胜则止耳。如炙如火者，当肉烁也。《素问》外候口干体瘦，食少懒倦，遇夜尤甚，平旦不觉，宜秦艽鳖甲散主之。《汇补》

内伤发热

内伤饥饿，劳倦发热，六脉微弱，或右手大三倍于左手，按之无力，懒言自汗，浑身酸软，甚至肌肤壮热，目赤面红，谵语烦渴，日夜不息，身不恶寒，为血虚发热。虽像白虎汤证，而脉不长实，宜当归补血汤。《准绳》轻者头眩倦惰，饮食无味，恶寒发热，时作时止，下午乃发，手心热而手背不热，所谓阳虚下陷发热也。轻者三发即止，南人呼为劳发者即此。又饮食失节，劳役过度，一切火证，悉属内真寒而外假热。故肚腹频喜手按，口畏冷物，乃形气病气俱不足也。补中益气汤大剂服之，甚者加附子。若因热而汗下之，立危。《汇补》

阳虚发热

有肾虚水冷，火不归经，游行于外而发热者。自汗，不任风寒，烦渴引饮，不能下咽，面目俱赤，舌生芒刺，两唇黑裂，喉间如火，两足如烙，痰涎壅盛，喘息不宁，脉浮洪大，按之微弱。宜用八味丸导龙入海，所谓踞其窟宅而招之，即益火之原以消阴翳也。《汇补》

阴虚发热

有劳心好色，内伤真阴，阴血既伤，阳气独盛。发热不止，向晚更甚，或饮食如常，头胀时作，脉洪数无力，视其舌大而色赤者，阴虚也。当滋真阴，宜地黄汤。若久而盗汗遗精，咳嗽毛枯，宜三才丸补水以匹火，是亦壮水之主以镇阳光之义耳。《汇补》

血虚发热

一切吐衄便血，产后崩漏，血虚不能配阳，阳亢发热者，治宜养血。然亦有阳虚而阴走者，不可徒事滋阴。所以有脱血益气，阳生阴长之法，使无形生出有形来，此千古传心之法。尝见庸流专执四物以争长，此未明《大易》之义也。《汇补》

痰证发热

痰证发热，向夜大作，天明渐止，必兼胸膈不快，恶心不食，肢倦体瘦。盖痰滞中宫，阻碍升降，故恶心痞闷；血无所滋，故夜分转甚；津液不化而体瘦，气血阻滞而倦怠。均宜健脾化痰，宽中清火，则痰利而热除矣。如果实痰为患，滚痰化痰二丸，皆可选用。《汇补》

伤食发热

伤食发热，必气口紧盛，或沉伏，头疼呕恶，噫气吞酸，胸口饱闷，或胀或痛，手不可按，蒸蒸然热。明知其热在内也，消导则已。《指掌》 若兼左脉弦急，又是伤食夹寒，先宜解表，然后消导。如不愈，后变口舌干燥、心下硬痛等症，当急攻之，大柴胡汤、枳术丸。《汇补》

瘀血发热

瘀血发热，必脉涩，漱水不咽，或痰涎呕恶，或两足厥冷，或胸胁小腹急结，或吐红鼻衄，均宜桃仁承气汤下之。仁斋

疮毒发热

疮毒发热，饮食如故，日晡寒热，拘急倦怠，脉数而急。须问有无痛处，以验其疮毒之候。治先发散，然后和血。《六要》

作止分辨

夫外感寒热，齐作无间；内伤寒热，间作不齐。此特论其常耳。东垣 然外感初起似疟状，发亦作止不时，此邪气尚浅，而未能混淆正气，故乍离乍合，脉必至数有力，仍当解散。更有内伤劳倦，似阳明白虎，发热昼夜不减，此气血两虚，故亦齐作无间，脉必重按无力，仍当温补。《汇补》

昼夜热辨

昼则发热，夜则安静，是阳气偏胜于阳分也；昼则安静，夜则发热，是阳气下陷于阴中也；昼则发热烦躁，夜亦发热烦躁，是重阳无阴也。东垣 更有昼热阳虚，口中无味，病责之胃，宜甘温补气；暮热阴虚，口中有味，病责之肾，宜甘寒滋阴。《汇补》

三焦热辨

热在上焦，咽干口糜；热在中焦，心烦口渴；热在下焦，便闭溺赤。《入门》

虚实热辨

胸闷而恶心，引饮便实者，实热也；胸爽而少

食，自汗短气者，虚热也。《入门》

表里热辨

有表证而身热者，外感表热也；无表证而身热者，内伤里热也。《汇补》

气血热辨

气分虚热者，用甘温以除热，盖大热在上，大寒必伏于内，用甘温以助地气，使真气旺而邪火自熄；血分虚热者，用甘寒以胜热，盖阴火浮于外，必真阴竭于内，用甘寒以补肾，使真水充而虚焰潜灭也。《汇补》

假热有二

如大热而甚，寒之不寒，是无水也；热去复来，昼见夜伏，夜见昼止，时节而动，是无火也。热动复止，倏忽往来，时作时止，是无水也，当助其肾。又寒之不寒，责肾之虚；寒之不久，责肾之少。方有治热以寒，寒之而谷食不入。此为气不疏通，壅而为是也。《玄珠》 有病热脉数，按之不鼓击于指下者，此阴盛格阳，内真寒而外假热，阴证似阳也；病热忽寒，手足俱冷，按之脉来鼓击于指下有力者，

此阳盛拒阴，外假寒而内实热，阳证似阴也。《伤寒书》

《汇补》曰：发热真假，幽显难明，苟不力辨，则刹那生死，能不畏哉。如上所说，深悉玄奥，真化工笔也。然究其参稽之力，非洞晓《易》义，不能道其只字。要知阴阳虽备于《内经》，而变化莫详乎羲画。若是则太少刚柔，阴阳动静，乌可不究乎哉？既明太少刚柔，阴阳动静，方知阳中有阴，阴中有阳。一切真假逆顺，五脏幽显，无难推测矣。故《医易》曰：病治脉药，须识动中有静；声色气味，当知柔里藏刚。知刚柔阴阳之运用，而医中之玄妙，思过及半矣。

脉法

浮大无力为虚热，沉实有力为实热。病热有火者生，心脉洪大是也；无火者死，心脉细沉是也。脉盛，汗出不解者死；脉虚，身热不止者死。身有热，脉涩、脉静者，皆难治。

治法

小热之气，凉以和之；大热之气，寒以取之。

实热之气，下以折之；虚热之气，温以从之。郁热之气，因其势而发之；假热之气，求其属而衰之。《汇补》

用药

内伤劳役气虚，补中益气汤；肝经郁火发热，逍遥散；血虚发热，四物汤；阴虚发热，六味丸；阳虚发热，八味丸。郁火发热者，火郁汤；瘀血发热者，当归复元汤；伤食发热者，平胃合二陈、小柴胡汤。

发热选方

补中益气汤

六味丸

八味丸

四物汤四方俱见中风

逍遥散

火郁汤二方俱见火证

秦艽鳖甲散方见痨瘵

桃仁承气汤见血证

二陈汤

滚痰丸

化痰丸三方俱见痰证

平胃散方见暑证

枳术丸方见伤食

当归补血汤

黄芪三钱 当归一钱 枣二枚

当归复元汤

柴胡八分 当归 穿山甲 花粉各一钱 甘草 红花各七分 桃仁钱半 酒浸大黄三钱

加青皮七分。

小柴胡汤

人参　柴胡各一钱　黄芩五分　半夏七分　甘草七分

加姜、枣。

大柴胡汤

即小柴胡汤加大黄、枳壳、厚朴。

白虎汤

石膏三钱　知母　花粉各一钱半　甘草一钱

加竹叶、粳米。

恶寒章

大意

发热恶寒者，发于阳也；无热恶寒者，发于阴也。仲景　夜寒者，阴气旺于阴分；昼寒者，阴气上溢阳中；重阴者，昼夜俱寒。东垣

内因

阳虚则外寒，阴盛则内寒。《内经》　此第言阴阳

正虚之病。他如风寒暑湿痰火郁瘀痈疮，一切邪气怫郁于表，表中之阳气不能发越，皆令恶寒。《汇补》

外候

恶寒者，虽居密室帏幕之中，猛火近热之处，仍觉憎寒拘急，甚则毫毛毕直，鼓颔战栗。非若恶风之候，见风则凛凛畏惧，无风则坦然自适也。《汇补》

阳虚恶寒

阳虚恶寒，以阳气能温分肉而充皮毛。肥腠理而司阖辟。《内经》 内伤房欲，火衰恶寒，即热之不热，是无火也。其证必兼蜷卧足冷，濈濈自汗，两尺沉细。《汇补》

劳倦恶寒

劳倦恶寒，脉必缓弱，或气口虚大无力，兼见倦怠，手心独热。此劳倦过度，脾胃不足，卫阳下陷。宜补中益气汤，甚加桂、附以行参、芪之力。东垣

肺火恶寒

肺受火克，毛窍常疏，不能固腠理而洒淅恶寒

者，必兼咳嗽咽干，治宜清金润肺。《汇补》

痰饮恶寒

痰饮恶寒，由痰滞上焦，荣卫阻滞，抑遏清道，不能固密腠理而恶寒，肥人多有此证。脉滑或沉，周身沉重，胸满食减，肌肉如故。《汇补》

伤酒恶寒

伤酒恶寒，因饮酒太过，热郁在内，不得宣越而恶寒者，证兼口渴昏眩。《六要》

伤食恶寒

伤食恶寒，由饮食过度，宿食内停，或食冷物所致，脉必沉滑，恶心头痛，饱闷咽酸。宜从消导，食化而寒自已。《六要》

疮毒恶寒

有背恶寒，脉弦数，寒热兼作，乃疮毒之候。审其有无痛处，随部分经用药。大抵恶寒之候，除气虚阳虚外，均宜发越，以辛散之。《六要》

郁火恶寒

有素病虚热，忽觉恶寒，须臾战栗，如丧神守。此火郁清道，抑遏阳气于脾土，不得外越，故手足

厥冷。乃火极似水，热极反兼水化，自觉其寒，非真寒也。外症口苦溺赤，脉数，宜升阳散火汤。河间

内外恶寒辨

外感恶寒，虽近烈火不除；内伤恶寒，稍就温暖即止。东垣

脉法

表虚者浮濡，火郁者沉数，阳衰者细迟，痰饮者滑数。大抵脉来无力而恶寒者，虚证；脉来有力而恶寒者，非外感即内郁也。以见症参之。《汇补》

治法

阳虚者，益火之原；表虚者，固卫之失；脾虚者，补其中；火郁者，治其内。痰宜吐下，食宜消导，酒宜分越。《汇补》

用药

卫不和而恶寒者，调中益气汤；脾胃弱，补中益气汤；阳虚，四君子加黄芪、炮姜、肉桂、附子；表虚，黄芪建中汤；浊痰滞膈，先用姜茶探吐，后用通圣散加减；肺火，甘桔汤加酒芩、门冬、山栀。恶寒久不已，服诸药不效者，亦宜解郁。大抵恶寒

之证，种种不同，然世人以背恶寒属太阳经，此经气郁而不行，或浊痰阻滞经络，药中必加羌活以散太阳之邪。

附：产后恶寒

产后，气血两虚恶寒者，腹中不和，脉虚大无力，八珍汤。若小腹胀痛，是恶露；心下饱闷，是食滞；乳中胀痛，是蒸乳。四者皆令恶寒，宜详辨之。《汇补》

附：呻欠

足阳明之脉，是动则病振振寒，善伸数欠。欠者，阳引而上，阴引而下，阴阳相引，俗名呵欠。《汇补》

恶寒选方

补中益气汤

四君子汤二方俱见中风

调中益气汤

黄芪建中汤二方俱见劳倦

升阳散火汤即火郁汤

防风通圣散二方俱见火证

升麻葛根汤方见伤暑

甘桔汤　治肺受火克，洒淅恶寒。

甘草　桔梗

加酒芩、山栀、麦冬、五味、枣仁，水煎。

黄芪葛根汤　治酒郁，内热恶寒。

黄芪一两　葛根五钱

煎服，大汗而愈。

如痰湿恶寒，宜苦参、赤小豆各一钱，为末，蜜水调服，探吐。吐后，以苍术、川芎、南星、黄芩糊丸，白汤下。冬月去芩，加姜汁为丸。

汗病章

大意

汗乃心液，在内为血，在外为汗；肾复主液，在内为液，在外亦为汗。故自汗必由心肾虚而得之。《医圣》

内因

自汗者，卫气不固，荣血渗泄。《医鉴》饮食饱甚，汗出于胃；惊而夺精，汗出于心；持重远行，汗出于肾；疾走恐惧，汗出于肝；摇体劳苦，汗出于脾。《素问》

外候

阳虚自汗必恶寒，火热自汗必躁热。伤湿自汗，困倦身重，天阴转甚，声如瓮出；伤风自汗，头疼身热，咳嗽烦闷，鼻塞流涕；伤暑自汗，身热口渴，烦躁面垢；痰证自汗，头眩呕逆，胸满吐痰。心虚自汗，怔忡恍惚；肝热自汗，口苦多眠；肾虚自汗，潮热咳嗽；脾虚自汗，倦怠少食。《汇补》

汗分冷热

自汗有冷有热。阴虚阳凑者，发热自汗，汗出必热；阳虚阴凑者，厥冷自汗，汗出必冷。然有火邪亢极，反兼水化而汗冷者；又有相火出于肾中，挟水化而汗冷者。不可不审。《汇补》

汗多亡阳

气虚则外寒，虽见热中，蒸蒸为汗，终传大寒。经文 此因汗多亡阳，重虚其表，阳虚极矣，故为寒中。凡病甚虚极之人，多有头面汗出淋漓，口鼻皆冷，手足青色，气促不止。急欲温补以追欲绝之阳，并外用扑法，亦有生者，迟则不及矣。《汇补》

脉法

浮而濡者为汗，在寸为自汗，在尺为盗汗。自汗之脉微而弱，为阳衰；盗汗之脉细而涩，为阴弱。《汇补》

治法

阳虚自汗，宜补肺，然有扶阳而不愈者，乃表虚汗无以外卫也，当敛表以实之；心虚自汗，宜安神，然有补心而不愈者，乃血虚而汗无以退藏也，当养血以调之；汗出于脾，湿气盛也，当燥之，然有补脾胜湿而不愈者，乃火气蒸腾也，当先清其热；汗出于肾，阳加阴也，当清之，然有凉血养血而不愈者，乃相火作汗也，当滋其阴。肝主疏泄而自汗者，当调血清火；胃经气热而自汗，宜导痰通滞。此治杂病自汗之法也。若夫伤风伤湿而汗者，当发汗以解外；温病热病而自汗者，当寒凉以清中，又非前法并论也。《汇补》

治分五脏

肺虚者，护其皮毛；脾虚者，壮其中气；心虚者，益其血脉；肝虚者，禁其疏泄；肾虚者，固其封藏。五脏之内，酌其宜温、宜清、宜燥、宜润而用之，惟存乎临证之顷也。《汇补》

死证

津脱者，腠理开，汗大泄。《灵枢》 凡汗出发润，汗出如油，汗出如珠，汗多喘满，汗雨淋漓，皆不治也。《汇补》

用药

阳虚，用建中汤、参附汤；表虚，用桂枝加芪术汤。心虚，用归脾汤；肝火，用逍遥散；肾虚，用地黄安肾丸；相火，用当归六黄汤；湿胜，用羌活胜湿汤；痰病，用理气降痰汤。凡虚证服诸药汗不止者，重加枣仁；有微热者，加石斛。劳役气虚，寒热倦怠，少食自汗，脉虚大，或沉细，补中益气汤去升、柴，加五味、麻黄根。火气上蒸，胃湿作汗者，凉膈散；湿热自汗，卫气虚弱，不任风寒者，调卫汤；痰实膈滞，寒热自汗，能食便秘，脉实者，大柴胡汤下之。大抵气热汗出，多是有余之证。

附：盗汗

盗汗者，睡则出汗，醒则渐收。因阴气空虚，睡则卫气乘虚陷入阴中，表无护卫，荣中之火，独旺于外，蒸热而汗，醒则气周于表而汗止。此证多见于虚劳之人，阴气损伤，宜养荣清热。若大病之后，新产之余，及久出盗汗不止，则阳气亦虚，宜补气固阳。固阳能生阴，气为水母，甘温化气，阴液斯敛。若拘泥济阴，乌能卫外？故表而出之。《汇补》

附：头汗

头汗者，以六阳之脉上循于头，三阴之经至颈而还，阴虚阳浮，故汗出头颈，不能周身。有相火迫其肾水上行心之分野者，有阳气失所依附飞越于高巅者，有寒湿相抟者，有瘀血内蓄者。若关格小便不通而头汗者，难治；及阳脱，唇舌口鼻清冷而头汗者，亦不治。《医统》

附：饮食汗

饮食汗者，因正气空虚，反为饮食慓悍之气所胜，故食入汗出。久不已，则心气耗散，令人消渴偏枯。宜安胃汤敛之。《医统》 又饮酒中风，头面多汗，食则汗甚，常不可单衣，身常濡，口干善渴，名曰漏风。盖头为诸阳之会，酒性亦阳，所以饮必见面，醉后阳气升头，毛窍亦开，当风坐卧，风邪入之，故多汗，宜实表。《汇补》

附：心汗

心汗者，圆圆一片，只在心膛。因忧思惊恐以伤其心，宜敛神益气，归脾汤主之。或用猪心一具，带血破开，入人参、当归末一两，煮熟，去药食之。

仍以艾煎汤，调茯苓末一钱，服。

附：阴汗

酒色过度，每多阴汗，用六味地黄汤，加山栀、柴胡。有房劳汗出中风，下体多汗，不能劳事，十味锉散，加黄柏。《汇补》

汗病选方

黄芪建中汤 治阳虚自汗。

黄芪 桂枝各一钱半 白芍三钱 甘草一钱

生姜、饴，水煎。

当归六黄汤 治阴虚盗汗。

当归 生地 熟地 黄柏 黄芩 黄连各一钱

黄芪二钱

水煎。

玉屏风散 治虚炎自汗。

防风 黄芪各一钱 白术一钱

水煎。

实表散《潘寮》 治膝虚冷汗。

附子炮 肉苁蓉 细辛 五味子各一钱

与黄芪建中汤合用，加小麦，水煎。

羌活胜湿汤 治湿胜自汗。

炙甘草三钱 黄芪一钱 生草五分 黄芩生炒黄芩各三分 人参三钱 川芎 藁本 防风各三分 独活二分 升麻 柴胡各五分 细辛 蔓荆各三分 薄荷一分

水煎服。

理气降痰汤 治痰病自汗。

桔梗 枳壳 橘红 半夏 茯苓 香附 贝母各一钱二分 甘草 桂枝各五分

防己黄芪汤仲景

防己五分 黄芪钱半 白术七分 甘草五分

姜、枣，水煎。

安胃汤

黄连 五味子 乌梅肉 生甘草各五分 熟

甘草三分　升麻梢二分

水煎。

归脾汤方见中风

封脐法

用五倍、明矾为末，津液调封脐中，一宿即止。女人津唾更佳。

扑粉法

用牡蛎、白术、麦麸、麻黄根、藁本、糯米、防风、白芷等末，绢包，周身扑之。

捷径法

用青桑叶一味，乘露采，焙干为末。二钱，空心，温米汤饮下。

疟疾章

大意

夏伤于暑，秋成痎疟。经文　痎者，疟之总名也。因其有战寒壮热，暴疟酷疟之义，故名。大抵无痰不成疟，外感四气，内动七情，饮食饥饱，房室劳伤，皆能致之。其中气凝滞，鼓动痰涎，则一也。《汇补》

内因

夏时伏阴在内，阳浮于外，真气消烁，其汗大出，人多烦渴。或过食生冷瓜果，或坐卧阴地取凉，致肤腠闭密，邪留于胃，聚而成痰。至秋阳气收肃，阴气下移，中州之痰气愈加壅滞，胃气行至其所，与之相遇，而寒热作焉。阴阳之气，更相胜负。故卫气行过，与邪暂离，故有时汗解；及邪卫复集，病必再作。此阴阳之升降，邪正之合离也。《汇补》

外候

其寒也，欠伸毛悚，鼓颔战栗，汤火不能温；其热也，头疼脊痛，烦躁饮冷，冰水不能寒。或先寒后热，或先热后寒，或寒热多少，或单热单寒。《大全》

三阳经疟

太阳之疟，腰背头项俱疼，先寒后热，热止汗

出；阳明之疟，目痛鼻干舌燥，寒甚乃热，热甚而汗出，喜见火日光；少阳之疟，口苦胁痛而呕，寒热往来，身体解㑊。《入门》

三阴经疟

少阴之疟，寒少热多，呕吐独甚，舌干口燥，欲闭户牖而处；太阴之疟，惨然太息，腹满恶食，病至善呕，呕已乃衰；厥阴之疟，腰痛小腹满，小便数而不利，恐惧不足，腹中悒悒。《指掌》

风疟

凡疟皆生于风。风疟者，因避暑乘凉，汗出当风，闭其毛孔，热不得泄越而作。所谓夏暑汗不出，秋成风疟。其证烦燥头疼，恶寒自汗，先热后寒。治宜发汗。《汇补》

寒疟

纳凉之风寒，沐浴之水寒，先伏于腠中，因秋风凉肃而发。其证腰背头项疼痛，先寒后热。治当大汗。《汇补》

暑疟

暑疟者，其证大汗、大烦、大喘、大渴，静则

多言，体若燔炭，汗出而散，单热微寒。宜清暑解表。《汇补》

湿疟

外着雨露，内停水湿。发则一身尽痛，手足沉重，呕逆胀满，名曰湿疟。宜解表除湿。《汇补》

温疟

冬中风寒，藏于骨髓，及遇大暑，腠理发泄，邪气与汗皆出，故先热后寒，名曰温疟。宜和解，热多小柴胡，寒多加桂枝。《汇补》

瘴疟

瘴疟者，山溪蒸毒，湿热蒸熏，邪郁中焦。发时迷闷，甚则狂妄，乍寒乍热，乍有乍无，一身沉重。不习水土者，恒多患之。甚则血瘀于心，涎聚于脾。亦有口喑不能言者，宜先吐其痰，后利大肠。凉膈散，或小柴胡加大黄、木香。轻者，藿香正气散。《汇补》

疫疟

一方长幼，病皆相似。此因天时寒热不正，邪气乘虚袭入所致。宜随时令施治，此司天运气之所

宜考也。《汇补》

鬼疟

鬼疟因卒感尸疰客忤，寒热日作，梦寐不详，多生恐怖，言动异常。俗云：夜发为鬼疟者非也。宜祛邪禁压法，或平胃散，加桃仁、雄黄。《方考》

瘅疟

瘅疟者，肺素有热，腠理开发，风寒舍于皮肤之内，分肉之间，发则阳气盛，其气不及于阴，故但热而不寒。《素问》 今人素有火证，复挟饮食与痰，每多热而不寒，均宜消导清火。

痰疟

痰疟因夏月多食瓜果油面，郁结成痰，热多寒少，头疼肉跳，吐食呕沫，甚则昏迷卒倒。寸口脉浮大者，吐之；关脉弦滑者，化之。若胸满热多，大便燥实，大柴胡汤下之。《汇补》

食疟

食疟一名胃疟，因饮食失节，饥饱不常，谷气乖乱，荣卫失所，寒已复热，热已复寒，寒热交并，噫气恶食，食则吐逆，胸满腹胀。食在膈上，探吐

之；食停未化，消克之；食已消，疏解之。《汇补》

虚疟

元气本虚，感邪患疟，饮食少进，四肢乏力，自汗不止，倦怠嗜卧。微有表证者，人参养胃汤为主；久而不已，但宜养正，六君子加柴胡、干葛。不可用劫夺法，转成他证。又有入房感寒成疟者，昼则寒甚，夜则发热，服药不得汗者，用苍、芎、桃、柳煎汤，浸足至膝，内服补剂，其汗必行。又有虚极之人，疟发之时，寒不成寒，热不成热，气急神扬，精神恍惚，六脉豁大，此元气衰脱，将有大汗昏晕之虞，宜防之。《汇补》

劳疟

劳役过度，荣卫空虚。其证发热恶寒，寒中有热，热中有寒，或发于昼，或发于夜，遇小劳便发，必气虚多汗，饮食少进。又血虚午后发热，至晚微汗乃解，此似疟非疟也，若误投疟治，必危。久而成瘵，舍补奚为？《汇补》

疟母

凡疟经年不瘥，谓之老疟。或食积、痰涎、瘀血结成痞块，藏于腹胁，作胀且痛，令人多汗，乃疟母也。此荣卫虚损，邪气留着，宜养正气，终当自化。设误为攻削，必至中满，慎之！《汇补》

为热为寒

人身之中，卫气居外，营血居内，阳邪与荣争，而邪火发于外，则为热；阴邪与卫争，而正气退于内，则为寒。表邪多则寒多，里邪多则热多，表里相半，寒热相争。诸疟惟劳伤、食积、痰火，则寒已复热，热已复寒，谓之寒热相并。《入门》有瘅疟，但热不寒者，乃邪并于表，则阳盛阴虚，阴虚生内热，阳盛生外热，而中外皆热也；牝疟，但寒不热者，乃邪并于里，则阴盛阳虚，肠虚生外寒，阴盛生内寒，而中外皆寒者，一定之则也。《汇补》

阳分阴分

大抵一日一发，及午后发者，邪在阳分，易已；间日发，及午后夜间发者，邪在阴分，难已。若间一日，连二日发，或日夜各一发者，为阴阳俱病。《杂著》阴分多而阳分少，则其发日远；阳分多而阴分少，则其发日近。甚则内外失守，真邪不分，休

作无时也。《汇补》

连发间发

受病重者，邪气内薄于阴分，阴为脏，其邪深，横连募原。募原者，五脏空穴之总名，在背为阳为募，在腹为阴为原。其道远，其气深，邪内居之，不能与正气并行，故间日蓄积乃发。《入门》 其有三日一发者，乃三阴经疟，其病更深。发于子午卯酉者，少阴经也；辰戌丑未者，太阴经也；寅申巳亥者，厥阴经也。丹溪

日轻日重

时日支干之衰旺，每于人身有相关。盖甲丙戊庚壬，天时之阳也；乙丁己辛癸，天时之阴也。疟久食减，胃中之正气已孤，而邪去未尽。是以值阳日助正，而邪不能胜正则轻；值阴日助邪，而正不能胜邪则重。《汇补》

日发夜发

受病轻者，邪气外舍于阳分。阳为腑，其邪浅，客于腠理，与卫气并行，故一日一发。发有昼夜之殊，因卫气昼行于阳，夜行于阴。此气得阳而外出，

故发于日间，荣卫昼行背与脊故也；得阴而内薄，故发于暮夜，荣卫夜行胸与腹也。

移早移晏

邪气客于风府，循膂而下，卫气一日一夜，大会于风府。其明日下一节，故其作也晏；其出于风府，日下一节，二十五日下至骶骨，二十六日入于脊内，注于伏膂之内，其气上行，九日出于缺盆之中，其气日高，故作日益早也。《内经》 所以正气胜而外出，则移早，为轻；邪气胜而入内，则移晚，为重。《汇补》

脉法

疟脉自弦，弦数多热，弦迟多寒。弦虚宜补，弦紧宜汗，弦而浮大可吐，弦而实紧可下。微弱为虚，代散则死。如六脉迟缓者，将自愈。

治法

无汗须发汗，散邪为主。有汗当敛汗，扶正为先。《心法》 邪疟及新发者，可汗吐下；虚疟及久病者，宜补气血；稍久而正虚邪滞者，宜一补一发。若深入于阴分者，宜先升后汗。至如邪乘虚入，则宜以发散祛其客邪，然后扶培胃气；痰食气滞，则

先以消导散其壅滞，然后渐补脾元。《汇补》

避其锐气

方其盛时，必毁，因其衰也，事必大昌。《内经》凡疟方发之时，不可服药，须于未发两时之先。否则药病交争，转深为害。《汇补》

截宜权变

数发之后，曾经汗解，可商截法。久则中气愈虚，病邪愈深。设或脉尚紧盛，邪气方锐，未可轻截。恐补住邪气，变生他患。《汇补》

截后宜补

截而不愈，不可再截，恐损其气。宜分昼发夜发，寒热多少，以和解之。久则脾气虚衰，须服养脾祛痰之药。脾气一盛。自然平复。《大全》

疟病死证

凡疟至吐泻不食，肿胀归腹者，不治。亦有峻补参、芪而获生者，亦仅百中之一二也。《汇补》

用药

主以二陈汤合柴胡汤。因寒，加羌活、苏叶；因暑，加黄连、香薷；因湿，加苍术、厚朴；因瘴，加菖蒲、藿香；因食，加山楂、麦芽；因痰，加枳实、胆星。头疼，加川芎；胸满，加枳壳；口渴，加知母，甚加石膏，去半夏；呕吐，加藿香。大抵外感寒多，非草果、厚朴不能温散；热多，非柴胡、黄芩不能清解。阳疟无汗，须用苍术、葛根；阴疟无汗，须用升麻、柴胡。阳疟多汗，敛以参、术、黄芪；阴疟多汗，敛以归、芍、乌梅。阳疟三四发后不愈者，截以不二饮；阴疟数十发不愈者，提以补中益气汤，加白蔻仁，以分邪正而疟自止。脾虚多热者，清脾饮；胃虚多寒者，人参养胃汤。其间日发，连两日发者，八珍汤大补气血。若微寒微热不能遽除，是正气已虚，邪气亦尽，加柴胡、黄芩、鳖甲，于补荣卫药中，寻当自愈。

疟疾选方

清脾饮《简易》　治疟疾热多寒少，口渴溺赤，脉弦数者。脉滑有力，用苍术；脉濡无力，用白术。

青皮　厚朴姜炒　草果　柴胡　黄芩　茯苓　半夏　甘草炙，各七分　姜　枣

不二饮　治疟在阳分，三四发后，人壮可截者。

柴胡　黄芩　常山　知母　芍药　槟榔　青皮　甘草

水、酒各一碗，煎，露一宿，五更时服。忌热茶、汤饭一日。

驱疟散《和剂》　治疟疾热少寒多，自汗肢冷，脉弦迟者。

前胡　柴胡各八分　桂心　桔梗　厚朴　半夏各六分　黄芪　干葛　甘草各四分　姜　枣

人参养胃汤　治虚疟食少诸症。

草果　人参　茯苓各五分　甘草　橘红各八分　厚朴　苍术　半夏各一钱　藿香五分

寒多，加干姜、桂枝；热多，加柴胡、黄芩、生姜、乌梅。水煎。

芎归鳖甲汤　治劳疟表虚里损，真元未复，疾虽暂

可，少劳复作。

川芎　当归　鳖甲　茯苓　青皮　陈皮　半夏　芍药等份

生姜、乌梅，煎。

四兽饮

即六君子汤加草果、乌梅、生姜、大枣。

黄芪鳖甲汤

黄芪中　鳖甲下　何首乌上　陈皮下

柴胡养阴汤

柴胡上　当归中　陈皮中　知母下

疟母丸

青皮　桃仁　红花　神曲各五钱　三棱　蓬术　海粉各七钱　鳖甲醋制，一两　香附醋炒，八钱　麦芽五钱

神曲糊丸，以补药送下。

小柴胡汤仲景　治疟往来寒热。

柴胡　黄芩　半夏　人参各一钱　甘草五分

姜、枣，煎。加丹皮、山栀，名加味小柴胡汤；加石膏、知母，名柴胡白虎汤。

藿香正气散方见似中风

补中益气汤

八珍汤

六君子汤三方俱见中风

平胃散方见暑证

斑疹章

大意

斑属三焦无根之火，疹属心脾湿热之火，其上侵于肺，则一也。《入门》

内因

热则伤血，血热不散，里实表虚，出于皮肤而

为斑也。《明理论》

外候

斑势掀发微肿，有色痕而无头粒，小者如芝麻，大者如茨实，轻者如星布，重者如锦纹。其赤色者，胃热也；紫黑者，胃烂也。《例略》 或有青蓝色者，见则不治。要知赤斑，半死半生；黑斑，九死一生。《正传》 针头稠密者，凶；喘促自汗者，死。气实足暖者，易治；气怯足冷者，难医。自胸腹散四肢者，可治；自四肢入于腹者，不治。将发之先，先自吐泻者，吉；既发之后，久泻不止者，凶。《汇补》

外感发斑

有伤寒发斑，有时气发斑，有阳毒发斑，有温毒发斑，四证之中，温毒为重。皆因热邪在表，不当下而下之，乘虚入胃，或热邪在里，胃热不泄，二者皆能发斑也。《三因》 初起，必有头疼身热之表证，先宜辛凉彻其表，后用寒凉清其中。《入门》

内伤发斑

内伤发斑，轻如蚊迹，多在手足，初起无头疼身热表证。《入门》 乃劳役过度，胃气虚极，一身之

火，游行于外。或他证汗吐下后，中气虚乏，余邪无所归附，散于肌表。宜补宜降，不可妄行凉药，大建中汤。《指掌》

阴证发斑

阴证发斑，亦出胸背手足，但稀少而淡红，如蚊迹之状，此名阴斑，终不似阳斑之红显。因肾气太虚，阴盛于下，迫其无根之火，聚于胸中，上熏肺分而为斑。若误作热证而用凉药者，非。宜调中汤温胃，其火自降，而斑自退。《指掌》

发疹内因

疹属热与痰在肺，发则痒疴不仁，多兼风湿之殊。《心法》

发疹外候

疹有豆粒，或如粟米，或如蚊迹，或随出随没，或没而又出，红靥隐密皮肤，不透出者为瘾疹，颗粒显透皮肤为痧疹。初起必兼鼻塞流涕，声重咳嗽，头疼胸闷，发热自汗。更有风邪壅肺，气急鼻扇，咳不能卧。先用润肺利邪之品，后变潮热，而头不疼，胸已快，惟咳嗽气急如故。此因本气素虚，肺

邪虽解，而阴火乘旺也。脉大者，宜滋阴清肺，断不可误投参、芪酸敛，以致不救。《汇补》

赤白瘾疹

赤疹因热，燥气乘之，稍凉则消；白疹因寒，冷气折之，稍暖则消。似白似赤，微黄隐于肌肉之间，四肢重着，此脾经风热挟湿也。多因沐后感风，与汗出解衣而得。《入门》

脉法

斑疹郁热，或伏或绝，或细或散；斑疹热盛，阳浮而数，阴实而大。大率洪数有力者，生；沉小无力者，死。

治法

疹宜凉解，斑宜清火。痒者祛风，痛者清热。《绳墨》又斑疹并出者，不可纯用风药，恐变痰嗽、渴呕、疮疡。《汇补》

用药

外感斑势未透，升麻玄参汤发之；已透，人参化斑汤清之。内伤发斑，调中益气汤敛之；风热发疹，消风百解散散之；疹毒未解，鼠粘子汤清之；

脾家风湿发疹，用黄瓜水，调伏龙肝散服。

外治法

凡斑欲出未透，用干葛、蝉蜕、苏叶煎汤揩之，或葱白擦，或姜汁喷，使斑势掀发为度。

又法：痧疹发不出，气急鼻扇者，用芫荽捣烂，同酒浆研匀，热揩头面胸背，盖暖自愈。内服西河柳，阴干，大剂与之，名曰独胜散。

斑疹选方

人参化斑汤　治外感阳实发斑，势如锦纹。

人参一钱　知母二钱　石膏五钱　甘草一钱　粳米一撮

水煎。

升麻玄参汤　治外感热甚发斑，隐隐未透。

升麻　玄参　干葛　甘草等份

水煎。

调中益气汤　治内伤胃气虚而邪火为斑。

黄芪 人参 甘草 当归 白术各五分 白芍 柴胡 升麻各三分 橘皮 五味三粒

水煎服。

调中汤 治阴斑。

苍术 陈皮 砂仁 藿香 甘草 芍药 桔梗 半夏各八分 白芷 羌活 川芎 麻黄 桂枝 枳壳各七分

水、姜，煎。

大建中汤 治阴虚阳气衰而浮越为斑。

黄芪 当归 桂心 芍药各二钱 人参 甘草各一钱 半夏 附子各五分 生姜 枣子

水煎。

消风百解散 治风热不散，郁于皮肤而为斑。

荆芥 防风 白芷 羌活 陈皮 川芎 蝉蜕 苍术 柴胡 甘草各等份

生姜、葱白，水煎。

鼠粘子汤 治疹发不彻，无里证者。

鼠粘子上　荆芥穗中　甘草下　防风下

防风通圣散　治瘾疹热甚，状如斑形，稠密不消，用此清表彻里。方见火证

附：妊妇斑疹

妊妇发斑，先用透解，次用清热，不可泥胎孕，执用养血。盖血药凝滞，斑毒不能外透，每致缠绵变证。若已透而内热未消，恐热侵胎元，宜护胎涂脐法。《汇补》

妊妇发疹，宜清肺透表，亦不可用血药以治疹邪，亦不可用燥药以助疹热。《汇补》

涂脐护胎法　治妊妇外感发斑已透，热未止，恐热入子宫，用此涂之。

以井底泥涂脐以下二寸余，以绵护之，良久再易。

黄病章

大意

中央黄色，入通于脾。《内经》 故黄疸多属太阴湿土，脾不能胜湿，复挟火热，则郁而生黄。《必读》

内因

发黄譬如盦曲相似，多因饮食劳倦，致伤脾土，不能运化，湿热内蓄，无由发泄，流于脾肉，遍于四肢。凡郁郁不得志之人，多生此病。《指掌》 是脾虚为本，湿热为标，当于标本缓急审之。三锡

外候

湿热熏蒸，土气洋溢，面目、爪甲、身体俱黄。外则肌肉微肿，一身尽痛；内则胸腹满闷，嗳气不舒，日晡潮热，四肢倦怠，大便去而不快，小便赤而短少，或溺出沾衣，犹如柏染。《汇补》

疸分干湿

干黄热胜，色黄而明，大便燥结；湿黄湿胜，色黄而晦，大便润利。《入门》

疸分阴阳

诸疸发于阴经，必呕恶；发于阳经，必寒热。《汇补》

疸分难易

疸证口渴，其病难治；疸而不渴，其病易治。又焦黄难治，淡黄易治。其壮年气盛，脉大，易治；老人气弱，脉微，难治。《汇补》

黄汗

黄汗者，汗出染衣，色如熏黄，身肿且痛，虽发热而不渴，暮则烦躁不眠。因脾热汗出，入水澡浴，为风所闭，热留皮肤所致，属表证。宜解热湿，和其荣，用丁香嗃鼻法，嗃去黄水，自愈。《汇补》

黄疸

黄疸者，小溺、面目、牙齿、指甲、肢体皆黄。食已善饥，安卧懒动，憎寒壮热，日晡转甚。因脏腑不和，水谷相并，湿热蒸郁，邪留胃中，复为风热所抟，结滞不散，内蒸外郁，病属里证。便闭者，攻之；溺涩者，利之；二便利者，清解之。《汇补》

谷疸

谷疸者，发寒热，不能食，食已头眩，腹胀不安，心烦怫郁，右关脉滑。因胃热大饥，因而过食，停滞中脘，病属中焦。宜先去水谷之积滞，次解脾胃之郁热。《汇补》

酒疸

心胸懊侬，欲吐不食，腹如水状，足心热，足胫满，小便黄，眼黄鼻燥，面发赤斑。因大醉当风，毒留清道，病属上焦。脉浮洪者，当探吐。设或误下，邪陷肾中，变成黑疸，面黑目青，如啖蒜齑，大便黑，肤粗燥，其脉微弱者，不治。《汇补》

女劳疸

女劳疸者，黄如灰色，额黑头汗，手足心热，薄暮不发热，日反恶寒，小腹急满，小便不利，大便时溏，腹胀如水状，类黑疸。因过于劳伤，又于大热之中，犯房入水所致。病属下焦，非水气也，宜培脾肾。若腹满多渴者，难治。《汇补》

虚黄

虚黄，口淡怔忡，耳鸣脚软，怠惰无力，寒热微作，小便浊涩，皮肤虽黄，而爪甲如常。此劳倦太过，气血俱虚，不可妄用凉药，宜调中培土。若面色青黄，小便自利，谓之木胜于土，中走于外，又宜培脾抑肝。《汇补》

阴黄

阴黄者，四肢清冷，自汗泄利，小便清白，身不发热，脉沉而迟。乃脾肾虚损所致，宜温补。亦有过服寒凉，变成阴证，身目俱黄，肤冷胃疼，眼涩不开，大便自利者，茵陈附子干姜汤。《汇补》

疸兼杂证

黄疸初起，多兼杂证，如风证色黄带青，寒证色黄带黯，暑证色黄带赤。瘀血发黄，喜忘如狂，溺清便黑；食积发黄，恶食噫气，胸满腹胀。又有瘀热入心发黄者，有痰火入肺发黄者，不拘外感内伤，怫郁不舒，皆能成疸。《入门》

死证

凡疸以十八日为期，治之十日以上为瘥。如寸口近掌处无脉，口鼻皆冷，泄利呕哕，胃气已脱者，死；环口黧黑，汗出如油，脾气已绝者，死。面见黑色，摇头直视者，死；疸毒冲心，如狂喘满，腹胀气短者，死。脉微小有神，小便利而不渴者，生；口渴者，死。其云十八日为期者，此指真黄而言，若脾虚面黄，不在此例。《汇补》

脉法

五疸实热，脉必洪数，虚小微涩，证属虚弱。脉浮可吐，脉沉可下。脉洪泄利而渴者，死；脉小泄利不渴者，生。入腹胀满，脉弦硬者，凶。《汇补》

治法

疸病总以清热导湿为主。若病久脾胃衰薄者，当补中。《必读》

治禁苦寒

疸属脾胃，不可骤用凉药伤胃，必佐以甘温，君以淡渗，则湿易除，而热易解。若纯用苦寒，重伤脾肾，轻则呕哕下利，重则喘满腹胀。《汇补》

久宜温补

疸属虚损，宜温补肾肝，真阳之气一升，而邪火自敛。若疸用茵陈，必利小便，枯竭肝津肾水，则强病幸痊，而雀目肿胀又作。《入门》 若面黄而

黑，下有遗溺者，不治。《汇补》

用药

主以胃苓汤、茯苓渗湿汤。溺涩，加木通；食积，加山楂。属虚者，培脾，用四君子汤；补肾，八味丸；阴黄，理中汤；平肝，建中汤。

验死生法

用二指重按病患胸前膻中穴，二指左右分开，中间有血色者可治，无血色者不治。

黄病选方

茯苓渗湿汤 治湿热发黄，口渴溺涩，少食少卧。

茵陈七分 茯苓六分 泽泻 猪苓 白术 苍术 陈皮 黄连 山栀 秦艽 防己 葛根各四分 灯心草

水煎。

胃苓汤 治脾胃不和，倦怠食少。

苍术中 厚朴中 陈皮上 甘草下 泽泻中 茯苓上 猪苓下

加味五苓散 治寒湿发黄。

白术上 茯苓上 猪苓下 泽泻中 肉桂下 茵陈中 干姜中 厚朴

理中丸 治阴黄为病。方见中寒

黄芪建中汤 治虚黄。方见汗病

加味四君子汤 治女劳疸。

即四君子加黄芪、白芍、扁豆，水煎。

茵陈干姜附子汤《宝鉴》 治寒湿虚黄。

附子三钱，炮 干姜二钱，炮 茵陈一钱二分 茯苓五分 草豆蔻一钱，煨 枳壳 半夏 泽泻各五分 白术四分 陈皮三分

水煎。

补中益气汤 加茵陈、栀子、猪苓、泽泻、黄连、滑石、赤苓。

地黄丸 加苍术、白术、茵陈、酒炒黄柏。

汤丸二药，早晚兼进，又当服绿矾丸更效。

二方皆治虚疸。

针砂丸《秘方》 治黄疸积块，久而不愈。

猪苓 泽泻 白术 赤苓各五钱 苍术 砂仁 香附 厚朴各二两 三棱 莪术 乌药 茵陈 草果 针砂醋炒七次，各一两 木香 青皮 陈皮各七钱

上为末，老酒打糊丸，梧子大，每服七十丸。忌食鸡、鱼。

硝石矾石散 治女劳疸。

硝石 矾石各炒，研，等份

为末，大麦粥汁调服二钱。一方用滑石，不用硝石。

治方：用生姜二斤，捣烂煎汤，于无风处洗浴，令遍身汗出如雨。后用高良姜根捣汁服之，令其或吐或下，行一二次即愈。

又方：用大芫荽捣汁酒服，三朝即愈。

又方：用绿矾不拘多少，炒至白色，为末，煮枣肉，丸如樱桃大。每服七丸，早午晚

各一服，黄酒送下。忌醋生冷发物，或有虫，即吐出，如神。

水肿章

大意

诸湿肿满，皆属于脾。《内经》 脾主水谷，虚而失运，水湿停留，大经小络，尽皆浊腐，津液与血，悉化为水，故面目四肢浮肿。《汇补》

内因

人身真水火，消化万物以养身。《入门》 故水则肾主之，土则火生之。惟肾虚不能行水，脾虚不能制水，故肾水泛滥，反得浸渍脾土。是以三焦停滞，经络壅塞，水渗于皮肤，注于肌肉而为肿。《心法》

外候

水始起也，目窠下微肿，如新卧起状，颈脉动时咳，阴股间寒，足胫肿，腹乃大，以手按其腹，随手而起，如裹水之状，皮薄而光。《针经》

阳水阴水

若遍身肿，皮色黄赤，烦渴溺涩，大便闭，脉沉数，此为阳水；若遍身肿，皮色青白，不渴，大便溏，小便少不涩，此属阴水。丹溪 阳水外因涉水冒雨，或兼风寒暑气，先肿上体，肩背手面，手之三阳经；阴水内因冷水酒茶，或兼劳欲房色，先肿下体，腰腹胫跗，足之三阴经。《入门》

气肿水肿

皮厚色苍，四肢削瘦，胸腹痞满，自上而下者，多属气；皮薄色嫩，肿有分界，自下而上者，多属水。又按之不成凹而即起者，气也；按之成凹不即起者，湿也。《入门》

风肿瘀肿

风肿：走注疼痛，皮粗麻木，即痛风身肿是也。瘀肿：皮肤光亮，现赤痕血缕，乃血化为水也。《入门》

风水石水

风水：面浮身肿，自汗恶风，脉浮体重，骨节疼痛，不渴，宜表散。石水：腹满不喘，其脉沉，

宜利便。《准绳》

水分血分

妇人身肿，有水分、血分之殊。水分者，中州停湿，心下坚大，病发于上，先水肿而后经断，治在中焦；血分者，血结胞门，脐下胀，病发于下，先经断而后水肿，治在下焦。且血分之病，小腹硬痛，手不可按，而水道清长，与脾虚之候，大腹柔软，水道涩滞者各别，宜破瘀之剂。若属怀孕，亦有气遏水道而肿者，但宜顺气安胎，俟产而肿自消。《汇补》

喘胀相因

先喘后肿，此肺不化气，水流为肿，治在肺；先肿后喘者，乃脾不运化，水泛为喘，治在脾。《杂著》治肺宜清金降气，而行水次之；治脾宜实脾理湿，而降气兼之。《汇补》

肺肾相传

脾病则肺金失养，不但肺气孤危，且浊气上升，喘急咳嗽者有之，必土实而后肺金清肃，以滋化源；又脾病则津液不化，不特肾精损削，且湿热下注，

足跗浮肿者有之，必土强而后肾水收摄。以归隧道。《入门》

脉法

脉洪大者，易治；微细者，难治。又脉乍出者，死。《脉经》

治法

大法：宜调中健脾，脾气实，自能升降运行，则水湿自除，此治其本也。丹溪

分治六法

治水之法，行其所无事，随表里寒热上下，因其势而利导之。故宜汗，宜下，宜渗，宜清，宜燥，宜温，六者之中，变化莫拘。《汇补》

治分阴阳

阳水，宜辛寒散结行气，苦寒泻火燥湿；阴水，宜苦温燥脾胜湿，辛热导气扶阳。《入门》

治分汗渗

身有热者，可汗；身无热者，可利。肌肤痛者，可汗；溺赤涩者，可利。腰上肿者，可汗；腰下肿者，可利。所谓开鬼门，洁净府，上下分消之也。《汇补》

湿热宜清

湿者土之气，土者火之子。故湿每生热，热亦成湿，母子相感，气之变也。故湿热太盛，火势乘脾而肿者，宜清心火，降肺金。俾肝木有制，脾无贼邪之患，清浊运行，湿热气化，而渗道又且开通。其败浊之气，清者复回，而为气、为血、为津液；浊者在上为汗，在下为溺，以渐去矣。丹溪

寒湿宜温

水虽制于脾，实则统于肾；肾本水脏，元阳寓焉。命门火衰，不能自制阴寒，温养脾土，则阴不从阳精化为水。故水肿有属火衰者，外症肢体肿胀，手足并冷，饮食难化，大便泄泻，呼吸气冷。此真阳衰败，脾肺肾俱虚。立斋　法当暖中州，温下焦。俾少火生气，上蒸脾土，元阳复而阴翳消，三焦有所禀命，决渎得宜，水道自通。《必读》

阴虚宜补

肾者，胃之关。关门不利，聚水生病。故水肿有属阴虚者，肺金不降而浮肿。其症腹大脐肿，腰痛足硬，小水短涩，咳嗽有痰，不得卧倒，面赤口

渴，但饮食知味，大便反燥。此水附龙起，相火溢水故也。宜滋阴补肾，兼以保肺化气。《准绳》

邪实当攻

有外触怒气，内伤饮食而肿者。盖肝常有余，触怒则益旺而伤脾。脾愈不足，伤食则不运而生湿，湿热太盛，郁极而发，上达于头，下流于足，中满于身之前后。浮肿如匏，坚实如石，寒冷如冰，坐卧不得者，最难论治。本当利便，然内而膀胱，外而阴囊，相连紧急，阻塞道路，苦无一线之通，病何由去？必开其大便，以逐其水，随下而随补，则邪去而正无损，渐为调理，庶可得生。《寓意草》

渗忌太过

治湿当利小便，虽为常法。然执此一说以治虚证，往往多死。盖脾气虚败，愈下愈虚，虽劫效目前，而正气阴损。丹溪

水肿禁法

水肿初起，其势方锐，最忌甘温助湿作满之药，尤戒针刺，犯之流水而死。当绝酒色，却盐酱，戒忿怒，以全太和，否则不治。《入门》

水肿死证

先腹胀而后散于四肢者，可治；先肢肿而后归于腹者，难治。若唇黑耳焦，人中胀满，背平肉硬，赤肿如绯，腹多青筋，阴囊无纵，五谷不化，大便滑泻者，俱危。又面黧黑者，肝绝；掌无纹者，心绝；神阙突者，脾绝；缺盆平者，肺绝；涌泉平者，肾绝。断绝饮食者，死，胃气已亡也；又股间出水者，死，脾伤䐃破也。《汇补》

水肿用药

主以四苓散，加苍术、木香、陈皮、厚朴、枳壳、姜皮。阳水，加黄芩、山栀、防己；阴水，加椒目、干姜、肉桂。肿在上，加苏叶、防风汗之；肿在下，加木通、木瓜利之。中满，加腹皮、厚朴泄之；便溺闭，加牵牛下之；肺气喘，加葶苈泻之；气下陷，升、柴提之；脾虚羸弱，加人参、白术补之。脉实便实者，用牵牛、甘遂、大戟、芫花泻之；脾肾两虚者，用金匮肾气丸救之；阳衰水冷者，术附汤主之；阴虚水溢者，地黄汤加门冬、五味主之；血瘀成水者，椒仁丸主之；虚弱泻利浮肿者，四君加减治之。

附：肺胀身肿

肺主皮毛，风邪入肺，不得宣通，肺胀叶举，不能通调水道，下输膀胱，亦能作肿。其症眼胞先肿，初起即喘急不卧，小腹无恙，宜清肺葶苈丸主之。

清肺葶苈丸

葶苈隔纸炒　贝母煨黄色　木通各一两　杏仁　防己各二两

为末，枣肉丸，每服五十丸，桑白皮汤下。

水肿选方

加减胃苓汤　统治水肿，随证虚实寒热加减用之。

苍术　茯苓　大腹皮　猪苓　陈皮　泽泻　厚朴　砂仁　桑皮

水煎，加生姜皮三分。实滞，减去白术；虚寒，加肉桂。

金匮肾气丸　治脾肾两败，水溢于外，土困于中而成水肿。方见湿证

复元丹《三因》 治脾肾俱虚，发为水肿，四肢浮，心腹坚，小便不通。

附子炮 南木香煨 茴香炒 川椒炒 厚朴炒 独活 白术炒 桂心 陈皮 吴萸炒，各一两 泽泻半两 肉豆蔻 槟榔各半两

为末，糊丸桐子大，每服五十丸，紫苏汤下。

实脾散《济生》 治阴水发肿。

白术 茯苓 木香 厚朴姜炒 炮姜 陈皮 大腹皮 草果 木瓜去穰 附子炮，各一两 甘草五钱，炙

加姜、枣，水煎。

四将军汤 人壮病实，便闭可下者，先攻后补。

甘遂下 大戟下 苦葶苈中 大黄上

水煎服，待大便行二三次后用。

实脾调气丸

白术上 陈皮中 人参中 神曲下

水丸，米饮送下二钱。

牵牛散 治脾湿太过，遍身浮肿，喘不得卧，腹胀如鼓，大便不溏，小便涩滞。

黑牵牛　白牵牛各一两，半生半炒　大豆一合　白术五钱　甘遂二钱五分

为末，米饮调下三钱，以利为度。

琥珀丸《秘方》

沉香镑　木香　乳香箬上炙　没药各三钱，箬上炙　琥珀一钱半，研　白丑六钱，生用　黑丑一钱六分，去头末，一半生用，一半用牙皂水浸　槟榔一两，一半生，一半用牙皂煎汁浸，焙熟

上为末，牙皂水打糊为丸，每服二钱七分，砂糖汤下一服。稍行其水，即服补剂二三帖，再下琥珀丸一服。又去水后，仍复补剂二三帖，以行尽水为度。

椒仁丸 治水气太盛，泛滥皮肉，挟血化瘀而成水肿。

椒仁　甘遂　续随子　附子　郁李仁　黑牵牛　五灵脂　当归　吴萸　延胡索各五钱

芫花一钱　石膏　蚖青十枚　斑蝥十个　胆矾　人言各一钱

上末之，糊丸如豌豆大，每服一丸。虚者，人参汤下。

捷径方

用大戟、牵牛各一两，大枣二斤同煮，去药，食枣。

又法：用田鸡和黄瓜煮食，亦好。

外治法

用商陆根打烂，入麝香少许，贴脐中，外以绵裹暖，引水下行。又用蝼蛄劈作四块，分上下左右烘脆，研末，和入药中。术家以此称奇，终非正法。

又法：用田螺、大蒜、车前草研为膏，作大饼，敷于脐上。使从便旋出，数日可愈。

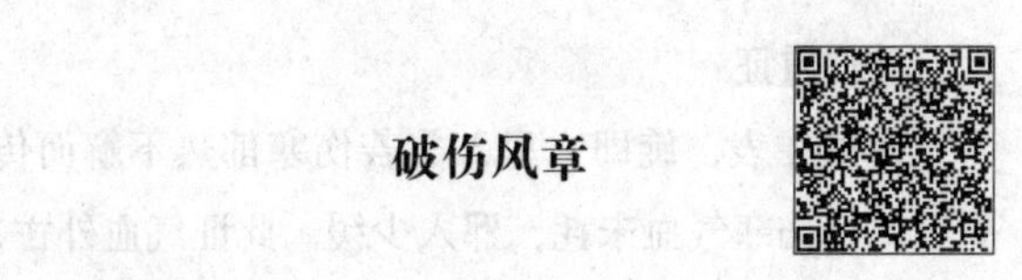

破伤风章

大意

破伤风由伤处着邪，传播经络，荣卫不得宣通，怫郁之气，遍行身体，热盛生风而成风象。《医统》

内因

破碎小恙，视为寻常，卒遇风邪，渐变恶候。有因疮口未合，失于调理，而为风邪所乘者；有因白基易长，疮口遽合，不得宣泄，热极生风者。或因淋洗过多，或因艾火灼灸，热毒妄行，乘虚内攻者。《汇补》

外候

凡金疮伤处，胀闷无汗者，中风也；边出黄水者，中水也。并欲作痓，其在表也；振寒善欠，摇头斜视，角弓反张，筋脉挛急，为中寒也；寒热更作，涎唾稠黏者，为入里也；舌强惊惕，口噤咬牙，胸臆满塞，便浊秘涩，为入阴也；身凉自汗，伤处反陷者，毒气内走也。《汇补》

破伤重证

初虽在表，旋即入里，非若伤寒郁热不解而传里也。但伤寒气血未耗，邪入少缓。此证气血外亡，内已空虚，邪入甚速，比伤寒更重。《汇补》

死证

若头面青黑，须臾数发，汗雨如珠，脉散无根，为入脏者，死。又痛不在伤处，而在经络者，死。又服发汗药后，前证不退，伤处不高，渐醒渐昏，时发时止，口噤不开，声音不出者，终为死候。《汇补》

脉法

浮而无力者，太阳也；长而有力者，阳明也；弦小而急者，少阳也。《医统》

治法

治分汗、下、和解三法。初见表证，宜辛热治风，冲开结滞；邪在半表里，宜和解兼以祛风邪；传里证，宜寒凉下其郁热。若伤处出血过多者，又不可专执汗、下，以致荣血愈亏。宜滋阴养血，仍用按摩引导，勿令口噤。《汇补》

用药

表证无汗，羌活防风汤；表虚自汗，白术防风汤。半表半里证，寒热不止者，小柴胡加蝉蜕、荆芥；里证便秘者，大芎黄汤；里证搐搦者，江漂丸；表里盛者，防风通圣散；荣血虚者，当归地黄汤。入阴分者，其毒内走，用万灵丹发汗，令风邪外出，次以玉真散贴患上，得脓为效。如伤处不起发，外症不退者，危。

破伤风选方

羌活防风汤　治破伤风表证无汗，脉浮数紧者。

羌活　防风　川芎　当归　芍药　藁本各八分
甘草八分　细辛　地榆各四分
热盛，加芩、连四分；便闭，加大黄一钱二分；自汗多，加白术一钱。

九味羌活汤　治表里见症。

羌活　防风　苍术各八分　细辛五分　川芎
白芷　生地　黄芩　甘草各六分

白术防风汤 治服药已过，脏腑已和，自汗多者。

白术 黄芪各一钱 防风二钱

水煎。

小柴胡汤方见疟证

防风通圣散方见火证

大芎黄汤 治破伤风，脏腑秘，小便赤，自汗不休，知无寒也，用此下之。

川芎一钱 黄芩二钱半 羌活一钱半 大黄三钱

水煎。

江漂丸 治破伤风，惊而发搐，脏腑秘热在里者。

江漂炒 左盘龙 僵蚕野鸭粪炒，各五钱 雄黄水飞，一钱 蜈蚣一对

加巴霜五钱，烧饭为丸，朱砂为衣，丸桐子大，每服二十丸。未下再进，以利为度。

当归地黄汤

即四物汤加秦艽、钩藤、天麻、防风。

玉真丹 治破伤风牙关紧急，角弓反张，甚则咬牙缩舌。

南星 防风 白芷 天麻 羌活 白附子

等份为末，每服二钱，热酒调服，更敷伤处。甚者三钱，童便调服。虽内有瘀血昏死，心腹尚温者，亦效。若为风犬所咬，便用漱口水洗净，搭伤处亦效。

万灵丹 治疮毒初起，脉沉实，及服汗药后，毒气在里不尽者。

朱砂 盐花各一钱五分 雄黄 明矾生用 枫香各二钱 赤石脂 黄丹 琥珀 轻粉各一钱五分 麝香 片脑各一钱 巴豆去壳，水煮十沸 蓖麻子另研，各四十九个

上为末，用巴豆、蓖麻子膏，和药为丸；如和不就，加炼蜜就成膏。收瓷器内，如用时，旋丸芡实大，每服一丸，井花水下，或汤亦得。忌热物半日。

疠风章

大意

疠风乃天地间杀物之风，燥金之气也。客于人身，故疮而不脓，燥而不湿，荣卫之行涩，令人麻木不仁，毛脱眉落，最为酷烈。常见患此者，忽略懈怠，不知绝味断欲，终成无救，深为惜哉。《汇补》

内因

疠风古称曰癞，多由血热得寒所致。或夏月劳甚，入水澡浴，或冬月醉后踢冰。湿热郁于内而不散，风邪客于外而不行，内外怫热。丹溪　久之则血浊气乱，淫气与卫气相干，不得施化，气不得施，血为之聚，血聚则肌肉败烂。《指掌》《经》所谓热胜血肉腐是也。丹溪　亦有疮痈后，不守禁忌使然者；亦有饮酒厚味，热极生风者。是虚为本，而热为标也。三锡

外候

湿热甚则生风，风胜则生虫，如腐草为萤之义。

三锡 内既有虫，外必有应，忽然皮毛脱落，肌肉浮紫，食肝则眉落，食脾则鼻崩，食肺则声哑，食心则足穿，食肾则耳鸣。或耳弦生疮，或遍身针刺，状如虫行，肌肉疙瘩，溃烂生疮，皆其外现者也。《汇补》 气受之则在上，血受之则在下，气血俱受，则上下俱有。丹溪

治归阳明

此证皆归重于手足阳明二经者，以阳明为气血俱多之乡，胃与大肠主之，肺脾二经之府也。脾主肌肉，肺主皮毛，腑病及脏，而皮毛肌肉应之，况肠胃为市，无物不包，无物不受，故热毒于中而形于外也。治者，必先取阳明而及于太阴，乃本而标之之义。丹溪

治法

治法：必先杀其虫，泻其火，然后生血凉血，祛风导滞，降阳升阴，皆为治法之急务也。丹溪

疠风选方

附：姑苏黄氏滇南传归大风神方 是方外父端

木黄公，万里寻亲时，土司高松筠念其徒步间关，特出异方赠之。转授之余，余亦何敢私秘，刊之以公天下云耳。

风病主方

苦参酒洗　草胡麻淘净，捣末　白蒺藜去刺，各六两　防风　荆芥穗　真甘菊各三两

为末，米糊丸如桐子大，每服三钱，空心，药酒下。

如在头面，加后药：

僵蚕三两　蝉蜕酒洗　藁本酒洗，各一两　川芎　薄荷　牛蒡各二两

如在手部，加：羌活酒洗　风藤酒洗，各二两　升麻五钱

如在足部，加：牛膝酒洗　薏仁各二两　木瓜　防己　石斛各一两

如在遍身，加：白鲜皮　海桐皮各一两　五加皮三两　山慈菇二两　秦艽一两

如见口眼歪斜，加：密蒙花　青葙子　决明子各一两五钱　竹节　白附子姜汁炒，七钱

如焮肿血热者，加：黄芩二两　黄连酒浸，一两　黄柏一两　玄参　连翘各二两　山栀一两　犀角镑　羚羊角镑，各一两　丹皮二两

如顽痹冷麻，加：大附子　川乌　草乌　两头尖各一两，俱姜汁面煨　石菖蒲一两　桂枝五钱

如肥人有湿痰者，加：苍术炒　白术炒　半夏各二两　天麻酒煨，三两　豨莶草九蒸九晒，四两　萆薢一两

如血虚者及女人，加：当归酒洗　生地各四两　白芍酒炒　川芎各二两

如病深重壮实者，用四桂散，半月一服，服二三次即止。

大黄一两半　白牵牛头末　槟榔　皂角刺净末，各一两

上为末，每服三钱，糖酒送下。小儿每岁一分，下二三次，用米汤补之。

风病省麻换肌收功丸方

当归酒洗　枸杞各四两　草胡麻　甘菊　苦参　白蒺藜炒　白鲜皮各三两　五加皮　何

首乌人乳蒸　明天麻酒煨　乌梢蛇净肉　白花蛇净肉，各二两

嫩桑枝捣汁，煎膏为丸，如梧子大。每服三钱，空心，药酒下。

药酒仙方

白鲜皮　地骨皮　乌梢蛇　白花蛇　白蒺藜炒，去刺，各五钱　草胡麻打碎，一两　何首乌　荆芥穗　甘菊各四钱　风藤三钱　皂角刺二钱

无灰酒一埕，入药在内，封固，隔水煮熟，窨七日，开饮。

风病临浴服丸药　七日一服。

苍耳苗洗，晒　紫背萍净，晒　乌梢蛇净肉

等份为末，用新鲜皂角刺煎膏为丸，如梧子大。每服七八十丸，药酒送下。

风病浴汤方　七日一浴。

桑枝　槐枝　桃枝　苍耳苗　鲜地骨皮　野蔷薇根　紫背萍

七味不拘多少，煎汤浸浴竟日，择明亮无风处浴。

风病擦药秘方 治风证肿热，或如云头，或如癣，或成块，或斑疹不穿烂者。

真柏油二两，煎滚黑色，去渣　大枫子净肉，一两，捣　桃仁五钱，去皮　杏仁五钱，去皮尖　水银一钱五分，研三味内

以上四味，候油冷未冻，调和：

轻粉一钱半　樟脑一钱　牛黄一分　冰片一分　麝香半分

以上五味研细，候油冻，捣和合好，埋土中一日夜，去火气，用指蘸擦患处，一日擦二次，十日见效。

风病遍身穿烂敷药方

柏油六两，煎法如前　芝麻三合，炒焦研　大枫子肉，六两，研　桃仁一两，去皮　水银三钱，研　杏仁一两，去皮尖

以上五味，候油未冻，调和：

乳香　没药各一钱，箬上炙　樟脑面二钱　牛黄三分　冰片二分　麝香一分

以上七味研细，候油冻搗和，埋土中如前用。

附：鹅掌风方

先以麻油四两煎微滚，入黄蜡再煎，以无黄沫为度，取起。入轻粉一钱五分，黄丹、朱砂各一钱，敷手心患处，以火熏之，即愈。

又方：先以桐油涂在手上，将鸽粪熏之，以一炷香时。如此三日，立效。

痹证章

大意

风、寒、湿三气杂至，合而为痹。其风气胜者为行痹，寒气胜者为痛痹，湿气胜者为着痹。《内经》行痹者，痛无定处，俗名流火，亦曰走注，今呼为鬼箭也；痛痹者，痛有定处，即今之痛风也；着痹者，即今之麻木不仁也。闭塞不通谓之痹，或

痛痒麻痹，或手足缓弱，与痿相类。但痿证不痛，痹证多痛，四肢肌肉不为我用，为异耳。《汇补》

内因

由元精内虚，而三气所袭，不能随时祛散，流注经络，久而成痹。《医鉴》 以春遇此为筋痹，以夏遇此为脉痹，以秋遇此为皮痹，以至阴六月遇此为肌痹，以冬遇此为骨痹。各因其时，重感于风寒湿也。经文

外候

大抵痹之为病，在骨则重而不举，在脉则血凝不流，在筋则屈而不伸，在肉则四肢不仁，在皮则顽不自觉。遇寒则急，遇热则纵。烦满喘呕者，是痹客于肺；烦心上气，嗌干善噫，厥胀满者，是痹客于心；多饮数小便，小腹满如怀妊，夜卧则惊者，是痹客于肝；善胀，尻以代踵，脊以代头者，是痹客于肾；四肢懈怠，发咳呕沫，上为大塞者，是痹客于脾。《入门》

痹分上下

风湿多侵于上，肩背麻木，手腕硬痛；寒湿多

侵于下，脚腿木重，足膝疼酸；上下俱得，身如板夹，脚如石坠。《汇补》

痹久成痿

虚之所在，邪必凑之。邪入皮肤血脉，轻者易治；留连筋骨，久而不痛不仁者难治。《汇补》其不痛不仁者，病久入深，荣卫之行涩，经络时疏，故不痛；皮肤不荣，故不仁。《内经》

总治

治当辨其所感，注于何部，分其表里，须从偏胜者为主。《大全》风宜疏散，寒宜温经，湿宜清燥，审虚实标本治之。有余则发散攻邪，不足则补养气血。若不痛，但麻痹不仁，与痿同治。《汇补》

分治

治行痹，散风为主，御寒利湿，仍不可废，参以补血之剂，乃治风先治血，血行风自灭也；治痛痹，散寒为主，疏风燥湿，仍不可缺，大抵参以补火之剂，非大辛大温，不能释其凝寒之害也；治着痹，利湿为主，祛风解寒，亦不可缺，参以补气之剂，盖土强可以胜湿，而气足自无顽麻也。《必读》

治分始末

初起强硬作痛，宜祛风化痰，沉重者宜流湿行气；久则须分气血虚实，痰瘀多少治之。《汇补》

脉法

脉涩而紧为痹，脉大而涩为痹，脉来急为痹。严氏

用药

主以四物汤，加羌活、防风、秦艽、红花、姜黄等。风胜，加白芷；湿胜，加苍术、南星；热胜，加黄柏；寒胜，加独活、肉桂。上体，加桂枝、威灵仙；下体，加牛膝、防己、萆薢、木通、黄柏。初起发表，用升阳散湿汤；调理，用当归拈痛汤；久而元气虚弱，用补中益气汤。

按：湿热痰火，郁气死血，留经络四肢，悉能为麻为痹，或痛或痒。轻而新者，可以缓治；久而重者，必加川乌、附子，祛逐痰湿，壮气行经，断不可少。大便阻滞，必用大黄。昧者畏其峻利，多致狐疑，不知邪毒流满经络，非川乌、附子，岂能散结燥热？结滞肠胃，非大黄岂能润燥？要在合宜

耳。故筋痹，即风痹也，游行不定，上下左右，随其虚邪，与血气相搏于关节，或赤或肿，筋脉弛纵者，防风汤；脉痹，即热痹也，脏腑移热，复遇外邪，客于经络，留而不行，故为瘰痹，肌肉热极，唇口反裂，皮肤色变，升麻汤；肌痹，即湿痹着痹也，留而不移，汗多，四肢缓弱，皮肤不仁，精神昏塞，俗名麻木，宜茯苓川芎汤；皮痹者，邪在皮毛，瘾疹风疮，搔之不痛，宜疏风养血；骨痹，即寒痹、痛痹也，痛苦切心，四肢挛急，关节浮肿，宜加减五积散；周痹者，周身俱痛，宜蠲痹汤；血痹者，邪入阴分，若被风吹，骨弱劳疲汗出，卧则摇动，宜当归汤；支饮者，手足麻痹，臂痛不举，多睡眩冒，忍尿不便，膝冷成痹，茯苓汤。《汇补》

痹证选方

防风汤河间　治风胜为行痹，上下行走掣痛。

防风　当归　赤苓　杏仁各一钱　黄芩　秦艽　葛根各二钱　羌活八分　桂枝　甘草各五分

加姜，水煎，入酒半杯服。

茯苓汤 治寒胜为痛痹，肿痛拘挛，无汗。

赤苓一钱半 桑皮 防风各一钱 官桂五分

川芎一钱二分 芍药 麻黄各一钱

姜、枣煎。

茯苓川芎汤 治着痹，四肢重着，流注于经，拘挛浮肿。

即上茯苓汤，加苍术、炙草、大枣，温服。欲出汗，以温粥投之。

升麻汤河间 治湿痹，肌肉热极，体上如鼠走，唇口反纵，皮肤色变，兼治诸风热。

升麻 茯苓 人参 防风 犀角镑 羚羊角镑 羌活各一钱 官桂三分 生姜 竹沥

五痹汤 治三气客于肌体，手足缓弱，麻痹不仁。

片姜黄 羌活 白术 防己各一钱 甘草五分

生姜

证在上下，分食前食后，热服。

茯苓汤 治多饮停蓄，手足麻痹，多睡眩冒。

即二陈汤加枳实、桔梗。

蠲痹汤 治周痹，及手足冷痹，脚腿沉重，背项拘急。

赤芍 当归 黄芪 姜黄 羌活各一钱半

甘草五分

姜、枣煎。

当归汤

当归二钱 赤芍一钱五分 独活 防风 赤苓

黄芩 秦艽各一钱 甘草六分 桂心三分

生姜

羌活汤 治白虎历节风毒，攻注骨节疼痛，发作不定。

羌活 附子 秦艽 桂心 木香 川芎

当归 牛膝 桃仁 骨碎补 生姜

虎骨散 治白虎肢节痛，发则痛不可忍。

虎骨 甘草 全蝎去毒，各五钱 麝香一分

天麻　防风　牛膝　僵蚕　当归　乳香　桂心　白花蛇酒浸，取肉，各二两

每服三钱，豆淋酒下。

续断丸　治风湿流注，四肢浮肿，肌肉麻痹。

当归　续断　萆薢各一两　川芎七钱半　乳香五钱　天麻　防风　附子各一两　没药五钱

蜜丸，温酒下。

痛风章

大意

痛风即《内经》痛痹也。因气血亏损，湿痰浊血，流滞经络，注而为病，或客四肢，或客腰背百节，走痛攻刺，如风之善动，故曰痛风。《汇补》

内因

热盛则痛，湿胜则肿。经文　大率痰火多痛，风湿多肿。内因六欲七情，或病后亡津，血热沸腾，亦必外感六淫，而后骨节钻痛，久则手足蜷挛；外

因涉冷坐湿当风，亦必血热而凝滞污浊，所以作痛，甚则身体块瘰，痛必夜甚者，血行于阴也。丹溪

外候

轻则骨节疼痛，走注四肢，难以转移，肢节或红或肿，甚则遍体瘰块，或肿如匏，或痛如掣，昼静夜剧，以其痛循历节，曰历节风。甚如虎咬，曰白虎风。丹溪

痛分肥瘦

瘦人多阴虚火旺，血不荣筋；肥人多风湿生痰，流注经络。丹溪

上下昼夜

上体，宜祛风豁痰，散热微汗；下体，宜流湿行气，和血舒风。阴虚则脉弦散，而重在夜；阳虚则脉虚大，而重在昼。三锡

脉法分辨

寸口脉沉而弦，或六脉涩小，皆为痛风。因火作痛，口干燥渴，脉来洪数；因湿作痛，恶心肿满，脉必沉滑。湿热相兼者，身重而痛，脉必沉濡而带数急；血虚痛者，四肢软弱，而痛甚于夜，脉来芤

大无力；血瘀痛者，隐隐然痛在一处而不移，脉现涩滞。《汇补》

证候分辨

凡流走不定，久则变成风毒，痛入骨髓，不移其处，或痛处肿热，或浑身壮热。若劳役而痛者，元气虚也；恼怒而痛者，肝火盛也。阴寒而痛者；湿郁也；饮食失宜而痛者，脾郁也。大约按之痛甚者，邪气实；按之痛缓者，正气虚。又肿满重着者，湿也。面红掣痛汗黄者，风也。肩背头项不可回顾者，风入太阳而气郁也；小便数而欠呻者，肺气郁热也。臂髀腰脚骨热肿痛，行步艰难者，湿热成痹也；面赤尿赤者，暑湿相搏也；结阳肢肿，大便秘结者，热毒流注也。肢节掣痛，小筋急痹者，寒也；初起眩晕，自汗，肢节胸胁刺痛者，气也。痛从背起至胸胁者，思虑伤心也。初起胸满呕吐者，食积也；髀枢左右一点痛起，延至膝骭肿大，恶寒，夜剧者，痰也；四肢历节走痛，气短脉沉者，留饮也；遍身痒痛如虫啮，遇痒即食，不致频啮者，虫也。亦有气血两虚，阴火作痛者，既属虚证，而似实证，

最宜详辨。《汇补》

痢后作痛

有血痢兜早，恶血留于经络作痛者，此瘀血也；有痢久两脚酸软疼痛，或膝肿如鼓槌，此亡阴也。血瘀逐瘀，阴虚补阴。切不可兼用风药，反燥其血。若足膝枯细而肿大者，名鹤膝风证。《汇补》

痛风禁忌

肉属阳，性能助火。如素多痰火而痛者，因少水不能灭盛火，若食厚味，必加燥渴。上为痞闷，下必遗溺，故禁之。

治分始末

初起因风湿热者，当流动机关，不可遽补。病久则宜消瘀血，养新血，兼理痰火，则血自活，气自和，痛无不愈。久不止者，间用升降之剂，或专主补脾。如久病及亡血产后，俱不可纯用风药燥血。如年高举动则筋痛者，是血不能养筋，名曰筋枯，难治。《汇补》

用药

主以四物汤，加秦艽、桑枝、红花、桂枝。上痛，加羌活、灵仙；下痛，加萆薢、防己、木通、牛膝。湿痰，加南星、半夏；血瘀，加桃仁、红花、牛膝；湿热，加苍术、黄柏；气虚，加参、芪；血虚，加龟甲、牛膝。如周身关节痛，逢阴寒则发者，为湿郁，用二陈汤，加苍术、白术。风毒痛，用败毒散治之；鹤膝风，用大防风汤。

附：鬼箭辨

俗以遍身作痛，呼为鬼箭。夫鬼神无形，乌能有箭？所以然者，其人卫气空虚，腠理不密，贼风乘虚而入，客于经络，荣卫不通则痛。南人称为鬼箭，北人称为羊毛疔。就其痛处按之，用针挑出，形如羊毛，故名。南人亦就此毛为箭，其实闭塞结硬之络脉也。若真以为箭为疔，不亦冤乎？世之治此者，或挑以泄其气，或燃麻油灯以粹之，或用艾叶温散，石灰炒熨，或用白芥子调之外敷，或用金银花内服取效，从无一定之方。尝见挑时暂快，过则依然，甚至挑断络脉，终成痿废，良可惜哉。《汇补》

痛风选方

丹溪方 治气血两虚，有痰阴火痛风。

人参 山药 海石 南星各二两 白术 熟地 黄柏酒炒 龟甲炙，各二两 干姜炮 锁阳各五钱

酒糊丸。

丹溪曰：肢节肿痛，痛属火，肿属湿。盖为阴寒所郁而发动于经络之中，湿热流注于肢节之内，先宜微汗以散之。

麻黄上 赤芍上 防风中 荆芥中 羌活中 独活中 白芷中 桔梗中 葛根中 川芎中 甘草下 归尾下 升麻下

妇人，加酒红花；肿甚，加槟榔、腹皮、泽泻。更加没药一钱定痛，尤妙。下焦，加酒炒黄柏。脉涩滞，有瘀血者，加桃仁、红花、川芎、当归；甚者，加大黄微利之。

加味二妙丸 治两足湿热疼痛，或如火燎，从足跗热气，渐至腰胯，或麻痹痿软。

苍术上　黄柏中　牛膝下　归尾下　防己下
萆薢下　龟甲下
酒糊丸。

蠲痹汤　治风痰湿火，郁于四肢，手足顽痹。
黄芪　羌活　赤芍　姜黄　当归各一钱半
甘草五分
姜、枣煎。

大防风汤
人参上　附子下　白术上　羌活上　川芎中
防风上　甘草上　牛膝下　当归上　黄芪上
白芍上　杜仲上　生地上　生姜

附：俗用鬼箭方

用木龙藤子，名鬼馒头，焙干酒服。或用羌活、防风、木瓜、钩藤，同煎服。
又用五灵脂、红花，酒煎服，亦妙。

麻木章

大意

荣血虚则不仁，卫气虚则不用，不用不仁，即麻木之类欤。《汇补》

内因

麻木因荣卫之行涩，经络凝滞所致。其症多见于手足者，以经脉皆起于指端，四末行远，气血罕到故也。若兼虚火，则肌肉瞤动，不可误作风治。《汇补》

外候

麻者，非痒非痛，或四肢，或周身，唧唧然不知痛痒，如绳扎缚初松之状。《正传》 在手多兼风湿，在足多兼寒湿。《汇补》 木者，不痒不痛，按之不知，搔之不觉，如木之厚。常木为瘀血，间木为湿痰。《入门》 死血者，只在一处，不肿不痛，但紫黑色而木；湿痰走注，有核肿起，白色不变。《绳墨》

麻木分辨

麻，犹痹也，虽不知痛痒，尚觉气微流行；木则非惟不知痛痒，气亦不觉流行。《入门》

麻痹有分

痿属血虚，木属气虚，二者均谓之痹，皆不足病也，其证不痛。惟风、寒、湿三气杂至为痹者，乃有余之病，故多痛。有气血俱虚，但麻而不木者；有虚而感湿，麻木兼作者；有因虚而风、寒、湿三气乘之，周身掣痛，麻木并作者，古称之曰周痹。《正传》

十指麻木

手足乃胃土之末。十指麻木，乃胃中有食积、湿痰、死血所致，亦有气血大虚而得者，最宜力辨。丹溪

舌本麻木

心、脾、肝、肾四脏之络，皆合舌本。故脾肾亏，湿痰风火乘间而入，均使舌本麻木。《汇补》

半身麻木

左右者，阴阳之道路。左半手足麻木者，责风

邪与血少；右半手足麻木者，责气虚与湿痰。《汇补》

眩晕麻木

有遍身麻木，随即眩晕不省，良久方苏者。其证有三：或风中于外，或痰动于中，或心虚所致。盖心之所养者血，所藏者神。气虚则运行不到，而血亦罕至，由是心失所养而成昏晕。《汇补》

脉法

脉浮而濡，属气虚。关前得之，麻在上；关后得之，麻在下。脉涩而芤，死血为木，不知痛痒。《医鉴》

治法

治宜祛风理气，养血清痰。《绳墨》初病，不可骤用参、芪、归、地，恐气血凝滞，邪郁经络不散。若久而纯属正虚者，又当大补荣卫。《汇补》

用药

麻，以四君子加黄芪、天麻、陈皮、香附；木，用四物加红花、牛膝、桃仁、丹皮，以行死血；痰，用二陈加苍术、竹沥、姜汁、白芥子，以行湿痰。或挟风邪者，五积散主之。《汇补》

麻木选方

补气和中升阳汤 治闭目则浑身麻木，开目渐退，昼减夜甚，此气不行故也。

即补中益气汤加：

苍术　草豆蔻　泽泻　茯苓　黄柏　白芍
佛耳草　生甘草

气不运，加木香。

人参益气汤 治两手麻木，四肢困倦，怠惰嗜卧，热伤元气者。

人参　黄芪　白芍　升麻　柴胡　五味子
生甘草　炙甘草

水煎，热服。

神效黄芪汤

人参　黄芪各二钱　白芍一钱　蔓荆子二分
甘草一钱　陈皮五分

痓病章

大意

诸痓强直，皆属于湿。经文　湿属太阴脾土，土太过反兼风化制之。然兼化者，虚象，而实非风也。大率属气血虚弱，有火有痰。丹溪　故身如角弓，四肢强直曰痓。

内因

人之筋，各随经络结束于身。血气内虚，筋无所养，故邪得以入之。《三因》　然虽外因风寒湿气，内因六欲七情，皆必挟痰火而后发。《入门》

外候

外症身热足冷，颈项强急，恶寒面赤，手足搐搦，目脉赤，独头摇，卒口噤，背反张者，太阳经痓也。若偏在左眼、左手搐搦者，少阳经痓也。《伤寒书》

分刚柔

发热恶寒，搐搦无汗者，刚痓也；不热恶寒，

厥冷汗出者，柔痓也。大抵刚痓，必先伤寒，而后伤湿；柔痓，必先伤湿，而后伤风也。《汇补》

分阴阳

阳极则为刚，多类风痓，宜清热化痰祛风；阴极则为柔，多类厥证，宜温补化痰降火。《汇补》

分风痰痰火

发时昏冒不醒，口眼歪斜，手足搐搦，左右摇动者，风痰也；若发热面赤，喘嗽生痰者，痰火也。大段由痰火内炽，风热外煽，相抟而成也。《汇补》

诸病变痓

太阳病，发汗过多则痓。风病，下之亦痓。复发汗，必拘急。疮家虽身痛，不可汗，汗之则痓。产后血虚，腠理不密，风邪搏之则痓。原其所由，皆属气血两亏，不足之证。宜参、术浓煎，佐以竹沥、姜汁，时时啜之。如不应，换以十全大补汤。《汇补》

虚痓非风

有绝无风邪，而筋脉挛急，角弓反张者，此气血虚极，不能养筋也。《正传》 凡老年气血衰少，夜着风寒，脚腿筋急者，亦血虚也。气虚者，补中益气汤加竹沥，或六君子汤加黄芪、附子；血虚者，四物汤加羌、防，或大秦艽汤。

痓痫有别

病发身软，时醒者，为痫；身强直，角弓反张，不醒者，为痓。《玉机》

死证

痓病口张目瞪，昏冒无知者，难治。又戴眼反折，手足瘛疭，汗出如油，或反张离席一掌者，死。小儿离席一指者，死。《医统》

脉法

痓病之脉，上下弦急紧。浮盛为风，洪滑为痰，虚濡为虚。急实者为刚痓，沉细者为阴痓。伏弦者，危。凡痓脉如雨溅出指外者，死。《汇补》

治法

惟宜补血降火，敦土平木，清痰去湿，随证而用。刘纯　暴起多属痰火，久必是血虚。

风药宜禁

痓病虚为本，痰为标，切不可纯用风药，故血

药在所必加。盖血虚则火旺，火旺则风生，风胜则燥作，能滋其阴，则风自息，而燥自除。《入门》

补剂当施

阳气者，精则养神，柔则养筋，故气虚筋惕，当用参、芪以补之；手得血而能握，足得血而能步，故血虚筋惕，当用归、地以润之。《汇补》

用药

主以如圣饮，加竹沥、姜汁。有汗，加白术、桂枝；无汗，加苍术、麻黄，或加干葛。痰多，加贝母、瓜蒌、枳实、苏子。火盛，加山栀、门冬、花粉，去羌、防、柴、芎、芷、半、乌药。如口噤咬牙，大便实者，加大黄；气虚，加人参、黄芪；血虚，加熟地、黄芪。产后去血过多成痉者，同治。养筋，加秦艽、钩藤、续断；行血，加牛膝、独活、木瓜。

痉病选方

如圣饮 治刚、柔二痉，瘛疭同治。

羌活上 黄芩中 川芎中 白芷中 柴胡中 芍

药中 人参中 当归中 甘草下 半夏下 乌药中

水煎。

当归补血汤 治去血过多，筋无血养，令人四肢挛急，口噤如痉。

黄芪上 当归中 羌活下 防风下 甘草下

水煎。

防风当归饮 治发汗过多，发热头摇，口噤反张，祛风养血。

防风 当归 川芎 生地等份

水煎。

举卿古拜散 治新产血虚发痉，汗后中风。

荆芥穗不拘多少，微炒为末，每服三五钱。以大豆黄卷炒，以热酒沃之，去黄，用汁调下，其效如神。